MARIA SANCHEZ

Warum wir ohne Hunger essen

AF178591

GOLDMANN

Buch

Sie haben schon öfter versucht abzunehmen? Und Sie kennen diesen Drang, der Sie trotz allem immer wieder zum Essen zieht, der früher oder später Ihre Abnehmerfolge zunichtemacht? Der Sie runterzieht und manchmal verzweifeln lässt? Maria Sanchez kennt dies aus eigener Erfahrung. Sie hat einen Weg aus diesem kraftraubenden Teufelskreis gefunden und daraus einen erfolgreichen Therapieansatz entwickelt, den sie »Sehnsucht und Hunger« nennt. Das Ungewöhnliche an ihrer Herangehensweise ist: Sie lehnt Diäten ab – alle reglementierenden Maßnahmen wie Ernährungspläne oder Sportprogramme erklärt sie für ungeeignet als Ausstieg aus dem Essproblem. Stattdessen widmet sie sich den psychologischen Ursachen, die das natürliche Wechselspiel von Hunger und Sattsein außer Kraft setzt.

Aus den Zuschriften zu ihrer Radiosendung »Durch dick und dünn mit Maria Sanchez« hat die Autorin die interessantesten für dieses Buch ausgewählt. Ihre erhellenden und manchmal verblüffenden Antworten geben viele Denkanstöße und Lösungsvorschläge.

Autorin

Maria Sanchez wurde 1968 im spanischen Málaga geboren und kam im Alter von fünf Jahren nach Hamburg. Dort lebt und arbeitet sie als Heilpraktikerin für Psychotherapie in eigener Praxis. Sie ist Gründerin von »Sehnsucht und Hunger« und hat mit diesem Konzept einen alltagstauglichen Weg für den Ausstieg aus der Essstörung gefunden. Sie hält Vorträge und gibt Seminare in Deutschland, Österreich und der Schweiz.

MARIA SANCHEZ

WARUM WIR OHNE HUNGER ESSEN

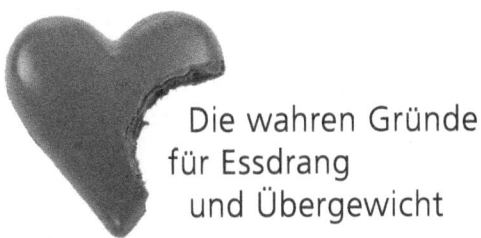

Die wahren Gründe
für Essdrang
und Übergewicht

GOLDMANN

Die deutsche Originalausgabe erschien 2016 bei Königsfurt-Urania,
Krummwisch bei Kiel.

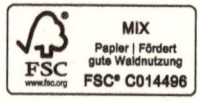

Penguin Random House Verlagsgruppe FSC® N001967

4. Auflage
Vollständige Taschenbuchausgabe Januar 2019
© 2019 Wilhelm Goldmann Verlag, München,
in der Penguin Random House Verlagsgruppe GmbH,
Neumarkter Str. 28, 81673 München
produktsicherheit@penguinrandomhouse.de
(Vorstehende Angaben sind zugleich
Pflichtinformationen nach GPSR)

© 2016 der Originalausgabe Königsfurt-Urania
Umschlaggestaltung: UNO Werbeagentur, München
Umschlagmotiv: istock; f28_photo
SSt · Herstellung: cb
Satz: Uhl + Massopust, Aalen
Druck und Bindung: GGP Media GmbH, Pößneck
Printed in Germany
ISBN 978-3-442-22231-5

www. goldmann-verlag.de

Inhalt

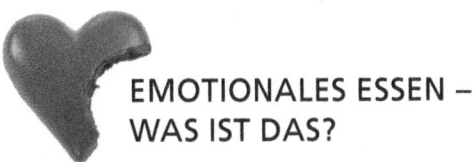

EMOTIONALES ESSEN –
WAS IST DAS?

Kernthema dieses Buches ist ein weit verbreitetes Phänomen: das sogenannte emotionale Essen. Dieser Begriff umschreibt die Situation, dass viele Menschen essen, ohne körperlich hungrig zu sein, und darunter leiden. Bei manch einem ist dies beim allabendlichen Griff zu den Süßigkeiten der Fall. Bei anderen, wenn sie eine Mahlzeit hungrig beginnen, diese aber – trotz deutlicher körperlicher Sättigungssignale – erst bei einem unangenehmen Völlegefühl stoppen können.

Diese Form von Hungerempfinden und Nahrungsaufnahme ist nicht biologisch bedingt, sondern hat mit Emotionen zu tun. Deshalb spricht man in diesen Fällen von emotionalem Essen. Die Gründe für die zugrundeliegenden Emotionen schlummern in den Tiefen unserer individuellen Biografie.

Diese Emotionen und ihre Ursachen freizulegen und zu bearbeiten ist ein notwendiger Schlüssel zu einem geänderten Essverhalten.

Sie sind kein Einzelfall

Liebe Leserin, lieber Leser,

warum nehmen Sie dieses Buch zur Hand? Möglicherweise sind Sie mit Ihrem Körpergewicht unzufrieden. Eventuell leiden Sie sogar darunter, sind unglücklich und fragen sich, wie Sie eine Veränderung herbeiführen können. Sie haben schon zahlreiche Diäten hinter sich und sich vielleicht mit Verzicht und anstrengenden Sportprogrammen gequält. Aber, wenn überhaupt, hat alles nur kurzfristig geholfen.

Dabei haben Sie diese Sehnsucht in sich, schlanker zu sein. Die Sehnsucht, Ihre Situation zu verändern und dem Kreislauf aus Übergewicht, Diäten und erneuter Gewichtszunahme entfliehen zu können.

Wir wissen ganz genau, dass es vernünftiger wäre, nur zu essen, wenn wir ein wirkliches Hungergefühl verspüren. Aber das ist leichter gesagt als getan. So viele Menschen werden immer wieder von Essanfällen überfallen, obwohl sie sich seit Jahren davon zu befreien versuchen. In solchen Fällen kann es durchaus hilfreich sein, sich diese Essattacken einmal genauer anzuschauen: Als Sie das letzte Mal einen Essanfall hatten, wie haben Sie sich danach gefühlt? Fühlten Sie sich schuldig, klein, kraftlos, wütend oder verzweifelt? Kein Mensch wiederholt *freiwillig* eine Handlung, die ihn seelisch schmerzt oder ihm womöglich sogar gesundheitlich schadet. Niemand entscheidet sich *freiwillig*, in einem kraftraubenden Teufelskreis aus übermäßigem Essen und Leiden zu verharren. Aber in dem Moment, in dem Sie ohne hungrig zu sein zum Essen greifen, geht es nicht um eine Freiwilligkeit. Es geht um einen Zwang. Könnten Sie anders handeln, würden Sie es tun.

Aber auch wenn Essanfälle Sie übermannen, sind Sie kein hoffnungsloser Fall! Auch wenn Sie sich schon zig-mal selbst ermahnt haben, »Iss die Kekse nicht! Du weißt doch, dass du es bereuen wirst!«, sie letztlich aber doch gegessen haben, ist mit Ihnen nichts verkehrt! Vernünftige Argumente oder Zurechtweisungen können ein zwanghaftes Verhalten nicht verhindern.

Wenn Sie den ewigen Kreislauf von guten Vorsätzen und dem Brechen dieser Vorsätze, von Verurteilung, Selbsthass und Scham oft erlebt haben, haben Sie sich bestimmt schon häufig gefragt: Kann ich wirklich von emotionalem Essen frei sein? Die Antwort lautet: Ja, das können Sie! Ist es leicht? Nein, das ist es nicht! Denn bei der Lösung eines Essproblems geht es nicht um das Einhalten oder Erlernen von Disziplin. Dass Sie diszipliniert sein können, erfahren und beweisen Sie vermutlich täglich in verschiedenen Bereichen Ihres Lebens – beispielsweise bei Ihrer Arbeit oder bei der Fürsorge gegenüber Ihren Kindern. Um aus dem übermäßigen Essen auszusteigen, braucht es etwas, das uns Menschen sehr viel schwerer fällt als bloße Disziplin. Nämlich Liebe, Interesse und Respekt für uns selbst. Das sagt sich leicht. Ist es aber ganz und gar nicht. Viele nicht befriedete Ereignisse in unserer Biografie stehen dem im Augenblick noch diametral entgegen. Die Art, wie Sie sich selbst vor, während und nach einem Essanfall behandeln, ist ein Gradmesser dafür, inwieweit Sie sich in schwierigen Momenten mit Wertschätzung begegnen können. Aber auch wenn Ihnen dies bisher noch schwer fallen sollte: So muss es nicht bleiben!

Es gibt einen Weg

Der Weg, den ich in diesem Buch vorstellen möchte, wird Sie an die inneren Orte geleiten, die bisher noch verhindern, dass Sie sich selbst mit Hochachtung begegnen können. Sie werden auf Situationen und Erlebnisse stoßen, die in Ihnen bisher noch verschüttet liegen. Sie werden erfahren, warum Sie noch nicht vom Essen lassen *können* und anhand von Beispielen tiefergehende Alternative erfahren. Es werden vielleicht Bilder und Erinnerungen auftauchen, die erlebte Ängste und Schmerzen, Verluste oder Verzichte aufzeigen. Wir haben nicht mit dem emotionalen Essen begonnen, weil es uns gut ging. Deshalb gehören – neben vielen beglückenden – auch schwierige innere Landschaften zu diesem Weg dazu. Aber: Wenn Sie den Mut fassen dabeizubleiben, entwickeln Sie auf diesem Pfad den stärksten Motor für Veränderung, den wir Menschen besitzen: Mitgefühl für sich selbst. Es gibt nichts, was uns reichhaltiger nähren und innerlich mehr befrieden kann, als dieser tiefe Kontakt zu uns selbst. Mein therapeutischer Ansatz von »Sehnsucht und Hunger« hat genau diese Ausrichtung. Anhand meiner eigenen Leidensgeschichte habe ich ihn entwickelt und durch die jahrelange Erfahrung mit Klienten erweitert und verfeinert. Ich hoffe, dass Ihnen die Berichte in diesem Buch eine Ermutigung sein können, diesen Motor in sich finden zu wollen. Denn erst wenn unsere Sehnsucht größer ist als unsere Angst, machen wir uns auf den Weg.

Sehnsucht und Hunger – mein eigener Weg

Bis zu meinem fünften Lebensjahr war ich schlank. Dann begann ich zuzunehmen. Obwohl ich nie ein außergewöhnlich dickes Kind war, war mein Gewicht oft ein Streitthema in der Familie. Diese für mich mit viel Scham besetzten Diskussionen taten sehr weh. Ich hasste mich dafür, dass ich so viel aß. Das Schlimmste war für mich das Ausgeliefertsein und die vermeintliche Ausweglosigkeit. Denn der Feind, mein zwanghafter Drang, essen zu müssen, lebte *in mir*. Hätte er sich außerhalb von mir befunden, hätte ich vor ihm weglaufen können. Aber er war Teil meiner selbst. Auch in Phasen, in denen ich mich mithilfe von viel Disziplin für längere Zeit schlank hielt, lauerte er stets im Hintergrund. Er war immer präsent, als stetige Gefahr. Mithilfe von Verzicht und Disziplin erreichte ich bestenfalls eine innere Waffenruhe. Aber ein Boden für einen tragfähigen Frieden existierte auf meiner damaligen inneren Landkarte nicht. Die Essensbombe tickte die ganze Zeit in mir – bereit, jederzeit zu explodieren. Wenn sie hochging, fühlte es sich an wie eine innere Welle. Manchmal war die Welle klein, dann konnte ich sie mithilfe meines Essens-Kontroll-Korsetts schnell bannen und manchmal war sie wie ein Tsunami, der mich in einem Essensmeer untergehen ließ.

In diesen Phasen aß ich Unmengen und fand keinen Halt, um dem Essdruck etwas entgegensetzen zu können. Dafür schämte ich mich sehr. Die damit einhergehenden verurteilenden und teils beleidigenden Attacken gegen mich selbst, wie »Du fettes Schwein!« oder »Du wirst es niemals schaffen!« waren quälend. In jenen Phasen wollte ich mich nur noch verstecken. So erfand ich Ausreden und Lügen, um nicht zu Verabredungen gehen zu müssen. Da ich so zwar vor anderen, aber nicht vor mir selbst flüchten konnte, hatte ich damals nur eine Möglichkeit, meinem Selbsthass und meiner Verzweiflung zu begegnen: Essen. So kam es zu den seltsamen Situationen, dass ich Essanfälle hatte, weil ich gerade Essanfälle hatte.

Ließ der übermäßige Zwang, essen zu müssen, so weit nach, dass ich eine Reglementierungsboje ergreifen konnte, brachte ich mich mit deren Hilfe aus dem Essensmeer wieder an das »schlankere Land«. So ging es viele Jahre. Erst später, als ich begann, nicht mehr gegen mich selbst in den Krieg zu ziehen, sondern stattdessen mein diesem Verhalten zugrundeliegendes Problem zu erforschen, wurde mir klar, dass *eine* »Aufgabe« meines Kampfes mit den Nahrungsmitteln darin bestand, mich von einer ganz anderen inneren Bühne abzulenken: meiner unaushaltbaren familiären Situation. Meine Kindheit war von Gewalt begleitet. Mithilfe meines Essverhaltens konnte ich eine Art »Problemverlagerung« vollziehen. Das geschah natürlich nicht bewusst. Die Fixierung auf das Essen gab mir die Illusion, meine Situation beeinflussen und kontrollieren zu können. So ohnmächtig ich mich der Gewalt ausgeliefert fühlte, so stark kämpfte ich in Bezug auf mein Gewicht um eine Handlungsmacht. In der Beschäftigung mit dem Essen hatte ich die Möglichkeit, Einfluss nehmen zu können. Für mich ging es nicht nur darum, ob ich schlank war, für mich ging es darum, ob ich mein Leben im Griff hatte. Wenn ich zugenommen hatte und Personen in meinem Umfeld dies als nicht so schlimm ansahen, verstand ich ihre Reaktion nicht. Für mich war es eine gefühlte Katastrophe.

Durch den Kampf mit meinem emotionalen Essen konnte ich unbewusst die unaushaltbaren Empfindungen meiner familiären Situation ein Stück weit in den Hintergrund verbannen. Ich war besessen davon, schlank zu sein. Mit aller Kraft kämpfte ich darum, dass das Essensmonster in mir nicht vollständig durchbrechen konnte und ich die Kontrolle nicht komplett verlor. Dies gelang mir bis Anfang 20. Nachdem ich bei einer Radikaldiät wieder mal viel abgenommen hatte, nahm ich anschließend durch eine Stoffwechselerkrankung in wenigen Wochen 22 Kilo zu. Ich konnte zusehen, wie der Zeiger auf der Waage täglich weiter nach oben ging. Diese unaufhaltsame Gewichtszunahme war für mich ein Desaster. So kam das, was kommen musste: Ich brach zusammen. Nachdem ich all die Jahre auf einem inneren Gefühlsvulkan gesessen hatte, brach dieser nun aus. Hatte ich auch in den Jahren davor durch meine traumatischen Erlebnisse bereits mit psychischen Problemen zu kämpfen, befand ich mich nun in freiem Fall. Ich war sehr depressiv, hatte starke Angstzustände und kämpfte eine Zeitlang damit, mir nicht das Leben zu nehmen.

Aber dieser Zusammenbruch, der sich wie eine sehr dunkle innere Nacht anfühlte, war im Nachhinein betrachtet meine Rettung. Das Gefühl, nicht mehr weiter zu können, raubte mir jede Kraft, meinen bisherigen Weg der Härte und Unerbittlichkeit mir selbst gegenüber weitergehen zu können. In dieser Zeit zog ich das erste Mal ein Resümee. Mir wurde klar, dass ich mich in der Vergangenheit, unabhängig davon, ob ich dicker oder dünner war, ständig in einem nicht enden wollenden Krieg mit mir selbst befunden hatte. Und diese Erkenntnis brachte eine starke Emotion mit sich. Sie führte dazu, dass ich das erste Mal etwas für mich empfand, was mir bis dahin fremd war: Mitgefühl für mich selbst.

In der folgenden Rückschau weinte ich viel. Nicht über etwas, das ich nicht erreicht oder geschafft hatte. Sondern das erste Mal in meinem Leben weinte ich wirklich um *mich*. Diese Tränen, so weh sie auch taten, hatten etwas Versöhnliches. Ich spürte, dass sie begannen, mich von den Krusten der Vergangenheit zu reinigen. Denn ich erlebte dieses Weinen nicht als etwas, das mich im alten Schmerz versumpfen ließ – was ich bis dahin kannte und deshalb zu vermeiden suchte –, sondern als etwas, das mich näher zu mir selbst brachte. Es machte mich sanfter und gab mir ein zärtliches Gefühl für mich selbst.

Als Folge dieser Rückschau beschloss ich, mich keiner weiteren Essensreglementierung mehr zu unterwerfen, sondern stattdessen zu erforschen, wie es sein konnte, dass ich immer wieder in dieselbe Muster verfiel und mehr aß, als mein Körper eigentlich brauchte. Das alles kann ich heute in wenigen Zeilen leichtfüßig beschreiben, doch damals bedeutete dieser Aufbruch für mich einen sehr großen Schritt. Denn zu jener Zeit dachte ich noch, dass es einen inneren Schweinehund, ein Monster in mir gäbe, das ich im Zaum halten müsste, um nicht vollkommen in meinem Essverhalten verloren zu gehen.

Was heute so einfach klingt, hat mir damals viel Angst eingeflößt. Aber es gab keine Alternative. Denn es ging mir sehr schlecht.

Meine Befürchtung war, wenn ich mich nicht weiter in Ketten legte und meine Nahrungsmittel tatsächlich frei wählen würde, käme mein inneres Essensmonster durch und ich würde in kurzer Zeit 150 Kilo wiegen.

Die Frage, die ich mir damals das erste Mal stellte – und ich hatte sie mir davor tatsächlich noch nie ernsthaft gestellt –, war: »Warum esse ich eigentlich mehr, als mein Körper braucht?« In meiner Essenskampfzeit gab es für mich immer nur zwei Möglichkeiten: Ich bin diszipliniert und halte mich an einen Plan, oder ich bin eine Versagerin. Die Frage nach dem »Warum?« war mir nie gekommen. Aber genau diese neue Perspektive veränderte alles. Sie durchbrach die hypnotische Dynamik des Zusammenspiels von »Reiß dich zusammen!« auf der einen und »Ich kann nicht mehr!« auf der anderen Seite.

Nachdem ich begonnen hatte, mir selbst Fragen zu stellen, lernte ich als Nächstes zu unterscheiden, ob die Fragen, die mir kamen, *offene* Fragen waren oder nur gut versteckte Kritiken. Mich beispielsweise bei Essdruck zu fragen: »Warum willst du das jetzt essen?« konnte dazu dienen, etwas über mich zu lernen, oder einfach eine getarnte Verurteilung sein, die eigentlich sagen wollte: »Du bist wirklich verfressen, dass du schon wieder essen willst!« Die offene Frage brachte mich weiter auf meinem Erkundungspfad, die Verurteilung aber löste, als Reaktion auf die eigene Abwertung, Trotz oder Scham aus, und ich aß weiter.

So begann mein Essensheilungsweg. Er war untrennbar mit meinen tiefen Emotionen und damit mit meiner Biografie verbunden. Das ehrliche Hinterfragen meines Verhaltens und meiner Empfindungen entwickelte sich mehr und mehr zu meinem inneren Antrieb. Dabei war es nicht so, dass mir die Einsichten nur so entgegenflogen. Ganz und gar nicht. Vielmehr war es eine Forschungsreise durch unbekannte und oftmals sehr schmerzhafte Erinnerungen und Gefühle. Und so, wie man bei einer Expedition oft nicht weiß, was als Nächstes kommt und sich manchmal in Gegenden wiederfindet, deren Terrain und Gegebenheiten einem fremd sind, ging es auch mir auf dieser Reise.

Ein innerer Kompass war für mich mein Essdruck. Mir wurde klar, dass immer, wenn er sich meldete, Verhaltensmuster aus meiner Vergangenheit anklopften. Diese fußten – wie ich heute weiß – auf Verletzungen meiner Kinderseele, die sich so sehr nach der Erfahrung sehnte, willkommen, getröstet und begleitet zu sein. Solange ich als Erwachsene nicht die Fähigkeit entwickelte, dieser Kinderseele Trost und Beistand zu leisten, musste ersatzweise das Essen die Aufgabe der Beruhigung übernehmen. Tauchten in meinem Alltag Situationen auf, die mich bewusst oder unbewusst überforderten, dämpfte das emotionale Essen diese ungelösten Spannungen meiner Vergangenheit ab. Mir wurde immer deutlicher, dass, solange ich mich nicht um diese biografischen Wunden kümmerte, das Essen sich um sie »kümmern« würde.

In den darauffolgenden Jahren lernte ich an meinem Essdruck entlang sehr viel über mich selbst. Ich begegnete Seiten von mir, die ich verdrängt hatte und die dennoch – oder gerade deshalb – große Auswirkungen hatten. Da ich nur mich selbst als Referenz kannte, fiel mir lange Zeit nicht auf, dass mein Nervensystem permanent zu hochtourig lief. Ohne es zu bemerken, stand ich unter einem inneren Dauerstress. Um mich von dieser Anspannung zumindest stundenweise befreien zu können, brauchte ich das Essen. Es war meine Anti-Stress-Pille. Mein psychologischer Helfer. Wenn ich gegessen hatte, »flatterte« ich innerlich nicht mehr hin und her. Erst als sich meine inneren Spannungen langsam lösten, spürte ich, wie sich ein Körper ohne inneren Dauerdruck anfühlen konnte. Ich erlebte, wie es sein konnte, im eigenen Körper zu ruhen. Das war für mich unglaublich.

Hätte mich in meiner Diätkampfzeit jemand gefragt, ob das emotionale Essen etwas Positives haben könnte, hätte ich dies mit aller Inbrunst und Entschiedenheit verneint. Was sollte an einem Feind, der einem Leid zufügt, gut sein? Erst die Beschäftigung mit den tiefer liegenden Ursprüngen half mir, nicht nur einen kleinen Ausschnitt des Essproblems zu sehen – meine Essanfälle und mein Gewicht –, sondern mehr und mehr das gesamte Bild zu erkennen. Anfangs war das eine große Herausforderung für mich. Ich litt, also gab es aus meinem erlernten Kampfdenken heraus immer wieder die in mir automatisch ablaufende Reaktion: »Ich will das Problem nicht haben! Es muss weg!« Wenn ich emotional gegessen hatte, drohte diese Einstellung mich zu dominieren. Ich war davon überzeugt, dass das übermäßige Essen mein Problem sei. Bemerkte ich jedoch, dass das alte Muster in mir wieder startete – und im Laufe der Zeit gelang dies immer besser – war es mir möglich, nicht den altbekannten Gedankenpfad zu folgen. Durch Übung lernte ich, mich meinem Problem mit offenen Fragen zu nähern. Oberflächlich betrachtet war die Antwort auf meine Fragen natürlich klar: Mein Essproblem sollte verschwinden, damit es mir besser ging. Aber waren es nicht *meine* Hände, die zu den Nahrungsmitteln griffen und sie in meinen Mund führten? *Ich* war es doch, die mehr aß, als mein Körper verlangte. Also gab es ganz offensichtlich tiefer liegende Auslöser in mir, die das Problem immer wieder aufs Neue erzeugten. Was war da in mir los? Warum führte ich täglich mein eigenes Leid herbei?

Die offenen und nicht verurteilenden Fragen nach dem Grund für mein Handeln brachten mich zu bewegenden, berührenden und manchmal auch erschütternden Antworten. Diese hatten immer mit meiner Lebensgeschichte zu tun. Meine gewohnte Reaktion auf Schwierigkeiten war der Zwang, so schnell wie möglich eine Kontrolle erlangen zu müssen. Das klappte in vielen Situationen sehr gut, aber nicht beim Essen. Konnte ich ein Problem oder eine schwierige Situation nicht schnell genug in den Griff bekommen, brachte mich dies in

Kontakt mit einem alten schmerzhaften Ohnmachtsempfinden. Dies war für mich nur schwer zu ertragen. Etwas sich entwickeln zu lassen, fiel mir ausgesprochen schwer. Anderen gegenüber sagte ich oft scherzhaft, ich hätte keine Geduld. Aber das war, wie ich zunehmend lernte, nicht die ganze Wahrheit. Die Wahrheit war, dass ich gar nicht wusste, was es bedeutete, mir selbst zu vertrauen.

Auf meinem Essensheilungsweg erlebte ich, dass es neben meinem physischen Körper noch einen »inneren Körper« gab, der Informationen an mich sendete und dessen »Sprache« ich lernen konnte. Denn die Antworten auf meine Fragen kamen nicht nur über meine Gedanken, sondern auch über Empfindungen, Bilder, Töne oder Sätze. Beschäftigte mich eine Frage, war es zum Beispiel möglich, dass sich die Antwort über eine Körperreaktion zeigte – beispielsweise über plötzlich aufkommendes Herzrasen – oder dass ich Bilder aus meiner Vergangenheit sah oder innere Schreie oder Sätze hörte. Die Einbeziehung meines inneren Körpers war für mich eine große Offenbarung. Denn sie gab mir die Möglichkeit, meinem bisherigen Denken neue wertvolle Informationen hinzuzufügen. Dadurch eröffnete sich mir eine völlig neue Welt.

Ein Schlüsselerlebnis war ein Abend, an dem ich mich wieder als Opfer eines Essanfalls fühlte. Zigmal rannte ich in die Küche und aß ein Brot nach dem anderen. Auf dem Weg in die Küche fühlte ich jedes Mal, dass ich das nicht wollte, aber ich konnte diesen Vorgang nicht stoppen. Irgendwann kam mir die Frage in den Sinn, wie ich eigentlich meinen Essdruck wahrnahm? Wenn es nur ein Gedanke wäre, der mich zum Essen aufforderte, bräuchte es doch nur einen Gegengedanken und die Gier müsste nachlassen. Aber das tat sie nicht. Also, wo saß in mir der Essdrang? Beim Nachgehen dieser Frage bemerkte ich sehr deutlich ein »Loch« in meinem Hals. Mir war sofort klar, dass dieses empfundene Loch schon seit Jahren da war und dass – ganz gleich, wie viele Brote ich noch essen würde – es damit niemals gestopft werden konnte. Völlig elektrisiert davon, dass ich es wahrnahm, erkundete ich es weiter und hörte beim Hineinfühlen in diesen Bereich viele »stumme« Schreie. Ich ließ mich von diesem inneren Prozess leiten und landete bei Szenen aus meiner Kindheit. Voller Mitgefühl für das kleine leidende Mädchen, das ich dort vor meinem geistigen Auge sah, weinte ich viele Tränen. Tränen, die ich als kleines Mädchen nicht weinen konnte, bahnten sich nun ihren Weg. Die Folge dieser Begegnung war, dass ich wieder Kontakt zu mir selbst hatte. Daraufhin ließ der Essdruck nach. Für mich war dies eine unglaubliche Erfahrung. Es war der Einstieg in eine neue Art der Beziehung zu mir selbst. Nicht ich sagte meinem Körper, wie er sich zu fühlen hatte, sondern mein innerer Körper sagte mir, wie er sich fühlte. Er »sprach« über die unterschiedlichen Sinne mit mir, und ich lauschte und folgte. Über ihn klopften emotional nicht abgeschlossene Prozesse aus meiner Vergangenheit im Hier und Jetzt an, um sich vollenden zu können.

Dieser Abend war für mich ein Wendepunkt und der Anfang in eine prozessorientierte Form des Arbeitens mit mir selbst. In einem Trial-and-Error-Verfahren entwickelte ich viele Übungen, um die Sprache meines Körpers verstehen zu lernen und somit ungelöste, aus meiner Lebensgeschichte resultierende Spannungen auflösen zu können. Die reichhaltigen Möglichkeiten, die sich aus dem Arbeiten mit meinem inneren Körper ergaben, begeisterten mich immer mehr. Ich fühlte eine tiefe Dankbarkeit, weil ich lernte, mir selbst zu helfen.

Damit an dieser Stelle kein falscher Eindruck entsteht: Dieser Weg war nicht linear. Er ging vor und er ging zurück. Es gab Phasen, da war ich in gutem Kontakt mit mir selbst und nahm ab, es gab Phasen, da nahm ich wieder etwas zu und es gab Phasen, da blieb mein Gewicht gleich. Vor allem wenn ich wieder zunahm oder meine Gewichtsabnahme eine Zeitlang stockte, tauchten Zweifel darüber auf, was ich tat. Aber ich merkte, dass ich freier wurde, je mehr ich meinen inneren Prozessen Schritt für Schritt folgte, anstatt zu versuchen, sie zu eliminieren. Da mein Essdruck mein unbestechlicher Seismograf dafür war, wann ich mich in den Reaktionsmustern meiner Vergangenheit zu verlieren drohte, änderte sich mein Blick auf ihn im Laufe der Zeit grundsätzlich. Er wurde vom Feind zum Verbündeten. Durch ihn hatte ich die Möglichkeit, die ungelösten Spannungen aus meiner Vergangenheit in der Gegenwart wahrzunehmen und sie am inneren Körper entlang zu lösen.

Da auf meinem inneren Weg Verletzungen meiner Kindheit auftauchten, die mitunter traumatisch waren, holte ich mir Hilfe bei einer Therapeutin. Sie wusste, dass ich mit mir selbst intensiv arbeitete und Übungen entwickelte. Bei ihr fand ich einen Rahmen, innerhalb dessen ich mich inneren Gebieten nähern konnte, die mir allein zu viel Angst machten. Heute, da ich selbst als Therapeutin arbeite, weiß ich, wie außergewöhnlich die Arbeit mit dieser Frau war. Ich danke ihr dafür von Herzen.

Auf meiner Forschungsreise zu mir selbst nahm ich in drei Jahren 30 Kilo ab. Wie bereits erwähnt, geschah dies nicht linear, sondern ging in der Regel drei Schritte vor und zwei zurück. Je mehr ich die Fürsorge für mich selbst übernehmen konnte, desto weniger musste es das Essen tun. In dem Maße, in dem ich meine »biografischen Kilos« verlor und mein »psychisches Gewicht«

leichter wurde, schwanden auch meine äußeren Kilos. Da meine schlankere Figur von innen getragen war, konnte ich sie Schritt für Schritt problemlos und entspannt halten, ohne irgendeine Form der Reglementierung. Heute bin ich seit vielen Jahren das, was man eine natürlich schlanke Frau nennt. Und obwohl ich mich sehr darüber freue, dass ich meine Essstörung heilen konnte, gibt es etwas, das für mich noch wichtiger ist: die tägliche Erfahrung, meinen inneren Körper als unterstützendes Instrument entdeckt zu haben und mit seiner Hilfe die Reichhaltigkeit des Lebens neu erfahren zu können.

Ursprünglich nur für mich gedacht, habe ich auf Anfragen von Betroffenen begonnen, diesen von innen kommenden Ansatz weiterzugeben und ihm einige Jahre später den Namen »Sehnsucht und Hunger« gegeben.

Emotionales Essen als Notausgang

So weit zu meiner Geschichte. Aber wie ist es bei Ihnen? Wie leiden Sie unter Ihrem Essverhalten und seinen Folgen? Eine Frau sagte mir einmal auf einer Veranstaltung: »Am liebsten würde ich mir mein Körperfett Schicht für Schicht abschneiden, um endlich dahinter zum Vorschein kommen zu können!«

Wer kein Essproblem hat, könnte an dieser Stelle vielleicht anmerken: »Wenn sie darunter leidet, dann soll sie doch einfach weniger essen!« Aber genau das kann diese Frau nicht – zumindest nicht auf Dauer. Den Gedanken »Jetzt reiß dich mal zusammen! Iss endlich weniger!« hat sie selber täglich. Aber sie kann ihm nicht folgen. Stattdessen verurteilt sie sich für ihren täglichen Drang, so viel essen zu müssen.

Diese innere Selbstabwertung führt in der Regel zu einem Schamempfinden. Und wer schon einmal Scham empfunden hat, der weiß, wie schmerzhaft dies sein kann. Wir können innerlich dann nirgendwo mehr hin – alle Türen scheinen verschlossen. Am liebsten würden wir uns verstecken, aber das grelle Neonlicht unserer inneren Verurteilung scheint uns direkt ins Gesicht. Wie auf einem Seziertisch nehmen wir uns selbstverachtend auseinander. Die meisten Menschen würden es nicht erlauben, dass irgendjemand anderes mit ihnen so spricht, wie sie es in solchen Situationen mit sich selbst tun. Dieser Zustand ist nur schwer zu ertragen. Um ihn erträglicher zu machen, beginnen wir dann häufig erneut zu essen. Denn Essen schafft Ruhe. Zwar nur vorübergehend, aber immerhin. Emotionales Essen dient uns als Notausgang, den wir täglich nehmen, wenn etwas für uns zu viel wird.

> »Jetzt reiß dich mal zusammen!« An diesem »klugen« Ratschlag scheitern täglich viele leidgeprüfte Menschen auf dem Weg zum Kühlschrank.

Die Kraft unserer Sehnsucht

Haben Sie sich jemals gefragt, was Sie trotz zahlreicher erfolgloser Abnehmversuche nicht aufgeben lässt, einen Ausweg aus Ihrem emotionalen Essverhalten zu suchen?

Was ist es, das uns trotz wiederholter Frustrationen immer wieder antreibt, neue Versuche zu unternehmen, um endlich aus der Leidensspirale des emotionalen Essens aussteigen zu können? Die Kraft, die uns keine Ruhe lässt, ist mächtig. Sie heißt Sehnsucht.

Je nachdem, wie wir dieser Sehnsucht begegnen, kann sie unsere Unterstützerin für Veränderung sein oder eine lästige Klingel, die einfach keine Ruhe geben will. Wenn wir uns darauf einlassen, unsere Sehnsucht nach dem Ausstieg aus unserem Essproblem zu erkunden, werden wir feststellen, wie unsinnig es ist, sie mithilfe von Ernährungs- oder Sportplänen befriedigen zu wollen. Unsere Sehnsucht lädt uns ein, uns weiterzuentwickeln und unsere Persönlichkeit zu »weiten«. Reglementierende Maßnahmen basieren hingegen auf Kontrolle, was immer zu einer Verengung führt.

Ein Beispiel:

Ulrike ist Single, übergewichtig und sie hat den großen Wunsch abzunehmen. Als sie beginnt, ihre Sehnsucht schlanker zu sein zu erforschen, entdeckt sie, dass es eigentlich gar nicht um einen dünneren Körper geht. Eine kleinere Kleidergröße, so ihre Hoffnung, soll ihr vielmehr die Möglichkeit eröffnen, die darunter liegende Sehnsucht nach mehr Verbundenheit mit einem anderen Menschen zu erfüllen. Denn Ulrike möchte nicht mehr allein sein. Bisher glaubt sie, dass der Grund für ihre Einsamkeit ihr Übergewicht sei. Dass es viele korpulente Frauen gibt, die in Partnerschaften leben, blendet sie dabei aus. Für sie steht fest: Ihr Gewicht ist ihr Feind. Deshalb versucht sie seit Jahren, mithilfe von Diäten, Ernährungsumstellungen und diversen Sportprogrammen abzunehmen. Und obwohl sie mittlerweile über ein so umfangreiches Wissen verfügt, dass sie Vorträge über gesunde Ernährung halten könnte, haben ihr diese Kenntnisse für den Ausstieg aus ihrem leidvollen Essverhalten nichts genützt.

Ob sie statt einer Pizza besser Karotten essen sollte, ist eine Beschäftigung mit der falschen Frage. Viel zutreffender wäre es zu fragen: Welche inneren Muster in ihr verhindern, dass sie ihre Sehnsucht nach Verbundenheit ausleben kann und sie somit als Folge davon vermehrt essen muss?

Solange Ulrike glaubt, dass der Gegenspieler ihrer Sehnsucht ihr Gewicht sei, verwechselt sie Ursache und Wirkung. Dass ihr Übergewicht nicht der Gegenpol zu ihrer Sehnsucht und somit auch nicht der Kern ihres Problems ist, hat sie nach jeder Gewichtsabnahme in den letzten Jahren bereits erfahren. Denn wäre ihr Gewicht tatsächlich der Grund ihres Problems, hätte sie dann keinen Essdruck mehr haben dürfen. Und es hätte ihr nicht schwer fallen dürfen, ihre schlanke Figur entspannt halten zu können.

> Nicht Ulrikes Gewicht ist der Gegenspieler zu ihrer Sehnsucht, sondern innere Muster, die als Folge das Übergewicht hervorbringen.

Aber jedes Mal, wenn Ulrike mithilfe von Ernährungsplänen und Sportprogrammen abgenommen hat, waren die Kilos nach kurzer Zeit wieder da. Ihr Drang, mehr essen zu wollen, als ihr Körper brauchte, war ungebrochen.

Es ist ein großer Irrtum, wenn wir glauben, wir könnten der inneren Dynamik von Sehnsucht und Essdruck mit Diäten und Abnehmprogrammen beikommen. Diese Herangehensweise ist von vornherein zum Scheitern verurteilt. Das Resultat davon ist: Unsere Sehnsucht klingelt jeden Tag weiter in uns. Über unseren Essdruck können wir sie bemerken. Solange wir uns ihr jedoch nicht zuwenden, wird diese lebendige Kraft, die uns auffordert, uns weiter zu entwickeln und zu entfalten, keine Ruhe geben.

Erst wenn wir dieses Phänomen wirklich in seiner Tiefe zu verstehen beginnen, erfahren wir, dass in unserem Essproblem selbst bereits seine Lösung liegt. Mit anderen Worten: Unser

Essproblem zeigt uns, wer wir werden können und wohin unsere Entwicklung geht.

Da das Essproblem bei Ulrike mit ihrer Sehnsucht nach Verbundenheit zu tun hat, kann sie durch das Erkunden ihres Essdrucks die emotionalen Muster in sich selbst kennenlernen, die dafür verantwortlich sind, dass die Erfüllung ihrer Sehnsucht und damit ihre Entwicklung noch blockiert ist. Dass diese Blockade überhaupt existiert, hat mit ihrer Biografie zu tun. Hier wurde sie vor vielen Jahren aufgebaut. Im weiteren Verlauf des Buches werde ich darauf noch detaillierter eingehen.

Sie mag zwei Seiten haben, aber es bleibt doch immer dieselbe Münze!

Egal, wie stark Sie unter Ihrem emotionalen Essen leiden, dieses Buch möchte vor allem eines: Sie einladen innezuhalten – auszuatmen! Den Dauerlauf der ewigen Diktate anzuhalten, die da lauten: »Du musst doch nur …!« – Du musst doch nur mehr Sport machen! Du musst dich doch nur anders ernähren! Du musst doch nur fasten, psychologische Übungen machen usw. Denn genau dieses »Du musst doch nur …!« ist ein wesentlicher Grund dafür, dass der Ausstieg aus dem emotionalen Essen nicht funktioniert.

Der Drang, ohne Hunger zu essen, ist die Kehrseite der Medaille von »Du musst …!«. Es ist unsere unbewusste Antwort auf zu viel Druck. Mal ist die eine Seite der Medaille sichtbar – das Aufstellen von Regeln –, mal die andere – die Rebellion gegen sie durch starkes emotionales Essen. Doch welche Seite sich auch gerade zeigen mag: Es bleibt immer dieselbe Münze!

Was es braucht, ist der generelle Ausstieg aus diesem Münze-werfen. Es geht nicht darum, einen *Umgang* mit dem emotiona-len Essen zu erlangen – z. B. mit Hilfe von Ernährungsplänen. Es geht darum, sich von ihm zu befreien, das heißt, um ein *Freisein* vom Zwang, ohne Hunger essen zu müssen.

Es mag zunächst einmal befremdlich klingen, dass das Los-lassen von Regeln der Lösung des Essproblems dienlich sein soll. Denn stellt nicht gerade das Abwenden von reglementierenden Strukturen geradezu eine Einladung zum ungehemmten Essen dar? Nein, denn der Ausstieg aus den erfolglosen Regeln des »Du musst doch nur…« ist nur ein erster Schritt auf einem neuen Weg. Der aber ist zwingend notwendig.

Ein neuer Ansatz:
Nicht das Ergebnis leitet uns,
sondern der Prozess!

Der Ansatz von »Sehnsucht und Hunger« ist im Vergleich zu herkömmlichen Strategien, die sich mit Essproblemen befassen, prozessorientiert – und nicht ergebnisfixiert. Dies sind zwei vollkommen verschiedene Herangehensweisen, sich dem Problem des emotionalen Essens zu nähern. Manchmal werde ich deshalb gefragt, ob das prozessorientierte Vorgehen denn eine Zielsetzung ausschließe. Nein, das tut es ganz und gar nicht!

Der entscheidende Unterschied zwischen einer ergebnisfixierten und einer prozessorientierten Herangehensweise ist, dass bei der ergebnisfixierten das Erreichen des Ziels – also eine Zahl auf der Waage – wichtiger ist als der Weg dorthin. Das hat zur Folge, dass wir Persönlichkeitsseiten in uns, die diesem Vorhaben im Weg stehen, ignorieren, ablehnen oder abwehren müssen.

Ein Beispiel: Wir haben den Wunsch, Gewicht zu verlieren und halten uns dafür an einen Sport- oder Ernährungsplan. Warum wir trotz unserer großen Sehnsucht abzunehmen, einen Essdruck verspüren, ist uns beim ergebnisfixierten Ansatz nicht wichtig. Hauptsache wir erreichen das Ziel, Hauptsache wir nehmen ab! Ereilt uns der Drang, ohne hungrig zu sein, essen zu wollen, reißen wir uns zusammen oder wir greifen zu kalorien- oder »punktearmen« Nahrungsmitteln wie z. B. Karotten oder Kohlrabi. Unser Denken ist allein auf das Ergebnis in der Zukunft ausgerichtet. Die Gegenwart interessiert uns in Bezug auf unser Gewicht nicht, denn in ihr sind wir ja noch so, wie wir nicht sein möchten.

Wenn Essen nicht mehr nur satt machen soll

Das Problem dabei ist: Wenn wir mehr essen, als unser Körper benötigt, dann nutzen wir die Nahrungsaufnahme nicht nur, um genussvoll unseren physischen Hunger zu stillen. Für emotionale Esser ist Essen mehr als nur Essen. Schokolade oder andere Lebensmittel dienen ihnen über die Nahrungsversorgung hinaus auch als wichtige Helfer in schwierigen Situationen.

Das führt beispielsweise dazu, dass wir eine Mahlzeit zwar hungrig beginnen, aber dann – trotz körperlicher Sättigung – nicht mehr mit dem Essen aufhören können. Unser Magen mag ab einem bestimmten Punkt genug haben, aber unsere Seele noch lange nicht. Wir müssen weiteressen, bis auch die psychologische Wirkung, die wir uns von der Nahrungsaufnahme erhoffen, eingetreten ist: z. B. Ruhe oder Trost.

Bei einem ergebnisfixierten Ansatz wird diese Kopplung von Essen und Emotion nicht oder nicht ausreichend berücksichtigt. Und das führt dazu, dass wir am Zielpunkt – dem Erreichen des angestrebten Gewichtes – noch immer von denselben Denk- und Fühlstrukturen beherrscht werden wie in den Startblöcken, als wir uns auf den Weg machten abzunehmen.

Äußerlich mögen wir uns durch eine ergebnisfixierte Gewichtsabnahme verändert haben – wir sind nun dünner –, aber innerlich sind wir noch immer emotionale Esser. Bildlich gesprochen könnte man auch sagen: Mit dieser Art des Abnehmens haben wir den Übergewichtigen in uns nur in ein Korsett gesteckt. Die Verbindung von Essen und Emotion ist nach wie vor in uns aktiv. Früher oder später wird diese dafür sorgen, dass wir dem Essdruck wieder nachgeben und uns erneut wie Versager fühlen werden.

Auf zu neuen Ufern!

Beim prozessorientierten Ansatz von »Sehnsucht und Hunger« gibt uns das Ziel wie ein Kompass die Richtung vor – ich möchte abnehmen bzw. ich möchte aus meinem leidvollen Essverhalten aussteigen. Das Wichtige dabei ist aber nicht die Fixierung auf das Ziel, sondern das Entscheidende ist der Weg dorthin! Auf ihm erfahren wir, dass in unserem Essproblem – so seltsam es klingen mag – gleichzeitig auch die Lösung liegt. Denn beginnen wir, unseren Konflikt zwischen dem Wunsch abzunehmen und dem Drang, essen zu wollen, in seiner Tiefe zu erforschen, entdecken wir dabei zwangsläufig auch das Fundament unseres emotionalen Essens: unsere biografisch geprägte, individuelle Art des Denkens und Fühlens. Erst indem wir diese tiefer liegenden Strukturen in uns kennenlernen und bearbeiten, eröffnet sich uns eine wirkliche Handlungsalternative. Vorher haben wir keine Wahl, unser Essverhalten nachhaltig zu ändern.

Dass wir emotional essen, kann man nicht von unserer Persönlichkeit trennen. Zu sagen »Der Essdruck gehört nicht zu mir! So bin ich nicht!« wäre so, als würden wir sagen: »Mein Arm gehört nicht zu mir. Ich möchte ihn nicht haben!« Dass wir etwas, worunter wir leiden oder von dem wir genervt sind, loszuwerden versuchen, ist sehr verständlich. Aber zu *wem* sollte der emotionale Essdruck gehören, wenn nicht zu uns? Es ist unsere Hand, die die übermäßigen Mengen an Nahrung zum Mund führt. Auch wenn wir das Empfinden haben, im Moment des Essens nicht mehr der Regisseur in unserem eigenen Film zu sein, sind es dennoch wir, die diese Handlungen vollziehen.

Die interessante Frage, die sich dann stellt, ist doch: Welche Seite in uns übernimmt bei diesem Essensautomatismus die Regie und *warum* tut sie das? Der Versuch, diese Seite in uns einfach nur abzuwehren, lässt sie nur weiter im Untergrund agieren – machtvoll und dennoch für uns nicht nachvollziehbar.

Flucht ist keine Alternative!

Wenn wir uns von etwas verabschieden möchten, setzt dies voraus, dass wir es vorher erst einmal bewusst in Empfang genommen haben. Das bedeutet nicht, dass wir unser Essproblem gutheißen müssen. Für viele Betroffene ist ihr Gewicht oder ihre Essstörung eine schwere Last. Wie respektlos wäre es da, von einer Akzeptanz ausgehen zu können. Vielmehr bedeutet es, dass wir die Emotionen, die mit unserem Essproblem einhergehen, ganz bewusst an uns heranlassen, und zwar mit *allem,* was damit einhergeht: mit all den Widerständen, der Ablehnung, der Traurigkeit, der Wut, der Angst usw.

Es mag banal klingen, aber ohne diese Ehrlichkeit im Umgang mit uns selbst werden wir die Verantwortung für unsere Situation nicht übernehmen können. Stattdessen würden wir weiterhin vergeblich vor unserem eigenen Schatten davonzulaufen versuchen. Und dieses innere Fliehen kostet uns unendlich viel Kraft.

Wenn wir uns aber erlauben, nicht an der vielleicht abschreckend wirkenden Oberfläche unseres emotionalen Essens stehen zu bleiben, sondern weiterzugehen, werden wir entdecken, was in uns tatsächlich vor sich geht. Wir werden sehen, dass es gute Gründe gibt für das, was wir tun. Wir werden erfahren, dass mit uns alles in Ordnung ist. Solange Essen für uns (noch) eine emotional bedingte Notwendigkeit darstellt, kann unsere Situation nicht anders sein, als sie im Augenblick ist.

> Dass wir sind, wie wir sind – dafür gibt es gute Gründe. Diese Gründe aufzuspüren, öffnet uns völlig neue Türen.

Um die prozessorientierte Herangehensweise noch ein wenig stärker zu verdeutlichen, würde ich gerne noch einmal auf das oben genannte Beispiel zurückkommen: Nehmen wir erneut an, wir haben den Wunsch abzunehmen, verspüren aber dennoch den Drang, ohne Hunger essen zu wollen. Bei dem »Sehnsucht und Hunger«-Ansatz bleibt der Fokus nun auf die Gegenwart gerichtet. Wir versuchen nicht, aus diesem Augenblick zu fliehen! Wir lenken uns nicht ab, sondern erkunden, wie es zu diesem widersprüchlichen Verhalten kommen kann. In diesem Moment, in dem wir emotional essen möchten, haben wir die Chance, jene Persönlichkeitsseiten in uns kennenzulernen, die das Essen (noch) als psychologische Hilfe benötigen.

Erst durch diese Kontaktaufnahme, die sich im Laufe der Zeit mehr und mehr vertiefen lässt, können wir das Essen von seiner ernährungsübergreifenden Funktion Schritt für Schritt befreien. Erst wenn wir lernen, uns mehr um uns selbst zu kümmern, können wir das Essen von dieser Aufgabe entbinden.

Innere Impulse und Abläufe – wie auch der Essdruck einer ist – werden bei dieser Herangehensweise also nicht verneint oder ignoriert, sondern ganz im Gegenteil: Der Drang, essen zu wollen, wird auf dieser inneren Forschungsreise ganz bewusst miteinbezogen. Nicht indem wir uns ihm hingeben und wahllos essen, sondern indem wir ihn als Hinweisschild nutzen, um der eigentlichen Ursache für die Kopplung von Essen und Emotion auf den Grund gehen zu können.

Dass dabei die bloße Erkenntnis der Existenz innerer Muster noch keine Wandlung bringt, kennen vermutlich viele Leser. Wir mögen wissen, dass wir das Käsebrötchen essen möchten, damit es uns innere Kraft für die bevorstehenden Aufgaben gibt. Aber dieses Wissen allein nützt uns noch nicht viel.

Ohne den inneren Körper geht nichts

Damit wir nicht auf der Erkenntnisebene stecken bleiben, bezieht »Sehnsucht und Hunger« den inneren Körper stark mit ein. Die Arbeit mit dem inneren Körper ist eine umfangreiche Vorgehensweise, die ich vor vielen Jahren auf meinem eigenen Weg für mich entwickelt habe. Menschen diesen neuen Ansatz in detaillierter Form nahezubringen, ist die Basis meiner Arbeit in Seminaren und individuellen Therapien. Der Versuch, sie hier in wenigen Sätzen zu beschreiben, kann ihr nicht gerecht werden.

Damit Sie, lieber Leser, aber nachvollziehen können, was ich mit dem Begriff innerer Körper meine, werde ich einige wichtige Punkte dazu im Folgenden erläutern.

Wenn ich vom inneren Körper spreche, meine ich damit alles, was sich in unserer Innenwelt zeigt. Also alles, was wir innerlich

- denken
- sehen
- fühlen
- riechen
- schmecken
- hören.

Wir können unsere klassischen fünf Sinne – Sehen, Hören, Schmecken, Riechen und Tasten – sowohl für den Kontakt mit der äußeren Welt nutzen, als auch für den Kontakt nach innen. Wir können beispielsweise über unsere geöffneten Augen Objekte in der Außenwelt wahrnehmen, und wir können unsere Augen schließen und innere Bilder sehen.

Unbewusst sind unsere inneren Sinne in jedem von uns aktiv – beispielsweise in der Nacht, wenn wir träumen. Während wir schlafen, übersetzen sie Abläufe in unserem Inneren in Bilder, Empfindungen, Sätze usw. Was nachts automatisch geschieht, können wir lernen, auch tagsüber bewusst für uns zu nutzen. Wir können lernen, den Kontakt zu unseren inneren Sinnen so zu schulen, dass sie uns anzeigen, was in unserer Innenwelt vor sich geht. So eröffnet sich uns die Möglichkeit, immer wieder neue wertvolle Informationen über uns zu erhalten und uns somit stetig besser kennen- und entfalten zu lernen. Auf diese Weise erhält unser Leben eine neue Qualität von nährender Lebendigkeit.

Eine Reise in das Innere unseres Selbst

Die Arbeit mit dem inneren Körper lädt uns auf eine Reise zu uns selbst ein. Das Entscheidende dabei ist, dass wir die aufkeimenden Prozesse nicht manipulieren – wie es unser ergebnisfixiertes Denken in der Regel tut –, sondern sie so nehmen, wie sie uns aus unserem Inneren in dem Moment begegnen.

Diese Art, sich selbst zu begegnen, ermöglicht uns das Eintreten in bisher unbekannte innere Räume. Die Einbeziehung unseres inneren Körpers macht den elementaren Unterschied zwischen einem verstandesmäßigen Erkennen von Dingen und einer wirklichen Erfahrung aus. Das Wissen, welches wir nur über ein mentales Verstehen von Zusammenhängen erlangen, hat nicht die ausreichende Wirkkraft, um uns aus den suchtartigen Mustern des emotionalen Essens heraustragen zu können. Es braucht ein erfahrungsbasiertes Wissen und damit eines, das über unseren inneren Körper erlangt wird, um uns aus alten Strukturfesseln wirklich zu befreien.

Sich selbst prozessorientiert zu begegnen ist eine Herangehensweise, die »Ja« zu dem sagt, was in uns vor sich geht. Sie geht davon aus, dass jeder innere Prozess eine sinnvolle Information für uns bereithält – auch wenn sich diese unserem Verstand nicht sofort erschließt. Diese Bejahung ist nicht zu vergleichen mit einer Pseudo-Akzeptanz. Denn das Aufgreifen und Bejahen von Prozessen schließt natürlich auch das kraftvoll innewohnende »Nein« mit ein, das sich in manchen Situationen als Blockade oder als Widerstand zu erkennen gibt.

Mit anderen Worten: Widerstände mit all ihren unterschiedlichen Ausdrucksformen werden nicht abgewehrt, sondern ganz im

Gegenteil in die Arbeit mit einbezogen. Gedanken wie »Ich will jetzt aber essen!« vor einem Essanfall oder »Ich habe keine Lust, mich kennenzulernen. Ich mache gar nichts!« sind nicht einfach nur Hemmschuhe – das wäre viel zu kurz gedacht –, sondern vielmehr der Ausdruck tiefer liegender Prozesse, die nach Entfaltung suchen. Da sie sich uns noch nicht erschlossen haben, glauben wir, es ginge bei diesen Gedanken nur um eine Form der Selbstsabotage, und sie hätten deshalb keinen Sinn.

Aber *warum* blockieren wir uns denn selbst? Ohne den Prozess der Selbsterforschung mit Hilfe unseres inneren Körpers werden wir die Gründe dafür nie erfahren und somit unsere Entfaltungsbremse nicht lösen können.

Julia, eine Klientin von mir, hasste sich beispielsweise jahrelang für ihr emotionales Essen, weil sie glaubte, ihr damit verbundenes Übergewicht würde verhindern, eine erfüllte Sexualität leben zu können. Sie verstand nicht, weshalb sie sich immer wieder selbst bei dem Versuch sabotierte, Gewicht zu verlieren, Attraktivität zu gewinnen und ihre Sexualität leben zu können, obwohl sie sich doch so sehr danach sehnte. Erst bei der tieferen Erkundung ihres Widerstandes entdeckte sie eine Seite in sich, die mit allen Mitteln zu verhindern suchte, auch nur ansatzweise ihrer Mutter zu ähneln – eine Frau, die schlank, hübsch, adrett und Julias Empfinden zufolge einer Puppe sehr ähnlich war.

Ein Satz, der bei der Erforschung ihrer inneren Abwehr gegen eine Gewichtsabnahme in unterschiedlicher Form immer wieder zu hören war, lautete: »Ich bin nicht wie du, und ich werde auch niemals so aussehen, wie du mich haben willst!« Als wir damit an ihrem inneren Körper entlang weiterarbeiteten, kamen viele Erinnerungen in ihr auf, verbunden mit emotionalen Verletzungen, Wut und Traurigkeit.

Prozessorientiert am inneren Körper entlang kam sie in Kontakt mit jener Persönlichkeitsseite in ihr, für die ihr Übergewicht ein wichtiger Ausdruck für die Abgrenzung gegenüber ihrer Mutter war. Als sie den verzweifelten Versuch nach Selbstbestimmtheit des verletzten Kindes, das sie früher war, in sich fühlen konnte, wurde ihr deutlich, dass es bei ihrem Essverhalten nicht um einen simplen Selbstboykott ging.

Erst indem sie Kontakt zu diesem inneren Kind aufnahm, eröffnete sich ihr die Möglichkeit, Mitgefühl für die verletzte Seite in sich zu empfinden und damit eine neue Erfahrung zu machen. Sie konnte für dieses verlassene innere Kind nunmehr die Erwachsene sein, die ihr damals gefehlt hatte. Jemand, der nachfragt und dem Kind fühlbar zu verstehen gibt: »Ich sehe dich! Ich möchte gern verstehen, wer du bist und weshalb du bestimmte Dinge tust!« Indem diese Kontaktaufnahme, von innen getragen, in ihr entstand, konnte sie das emotionale Essen langsam von seinem psychologischen Auftrag befreien. Erst jetzt ließ ihr Drang, essen zu müssen, mehr und mehr nach.

> Erst als Julia erkannte, dass sie sich mit ihrem Essverhalten eigentlich gegen ihre Mutter zur Wehr setzte, konnte sie beginnen, sich von ihrem emotionalen Essen langsam zu lösen.

Abkürzungen bringen nichts

Ich möchte an dieser Stelle noch einmal betonen, dass es bei diesem Mitgefühl nicht um eine oberflächliche Akzeptanz geht. Manchmal führt der Weg des authentischen Mitgefühls erst einmal über viele Pfade innerer Ablehnung, und es ist für die Betroffenen sehr wichtig, auch diese Wege gehen zu dürfen. Manche

Menschen starten ihre innere Reise mit großer Selbstverurteilung oder sogar mit Selbsthass.

Doch jeder Abkürzungsversuch, diesen Ablehnungsprozessen aus dem Weg zu gehen, würde nur zu einer oberflächlichen Billigung uns selbst gegenüber führen, die innerlich und in der Tiefe nicht getragen ist. Das Empfinden von »So, wie ich bin, bin ich furchtbar! Wenn die anderen wüssten, wie ich wirklich bin, wären sie von mir abgestoßen!« würde im Untergrund weiter aufrecht erhalten bleiben, und das damit einhergehende Schuld- und Schamempfinden hätte die Betroffenen weiterhin fest im Griff.

Nun könnte man sagen: Aber heute, als erwachsene Frau, braucht Julia diesen Abgrenzungsakt gegenüber ihrer Mutter doch nicht mehr! Das stimmt. Aber die erwachsene, besonnene Seite in uns hat ja auch kein Essproblem. Als Erwachsener würden wir nicht die ganze Tafel Schokolade essen, wenn wir wissen, dass es uns danach schlecht geht. Das Essproblem basiert vielmehr auf jüngeren, emotional verwundeten Persönlichkeitsseiten von uns, die sich bisher nur verdeckt über den Essdruck bei uns zeigen können. Damit diese verletzten kindlichen Persönlichkeitsseiten in uns heilen können, müssen wir ihnen erlauben, sich vollständig in der Gegenwart zu zeigen. Welche Sätze durften beispielsweise nicht geäußert werden und warten bis heute darauf, endlich ausgesprochen und gehört zu werden? Welche Tränen durften noch nicht geweint werden? Welche Schreie durften noch nicht herausgeschrien werden? Kurzum: Was aus unserer Vergangenheit durfte noch nicht authentisch zum Ausdruck gebracht werden, sondern wurde stattdessen vom emotionalen Essen abgedämpft bzw. kompensiert?

Es braucht einen anderen Weg!

Da unsere Gesellschaft stark von einem ergebnisfixierten Denken geprägt ist, mutet uns der prozessorientierte Ansatz der Selbstbegegnung erst einmal sehr fremd an. Der Gedanke, dass es nicht darum geht, *gegen* etwas in uns anzugehen, klingt für die meisten Menschen anfangs erst einmal verrückt. Ergebnisfixierte Menschen werden sich vielleicht fragen: »Wie soll sich denn jemals etwas verändern können, wenn ich nicht *gegen* meinen Essdruck ankämpfe oder ihn versuche zu kontrollieren?«

Dieser traditionellen Denkweise folgend, glauben wir, einen Kampf oder eine Kontrolle aufzugeben, bedeutet, sich gehen zu lassen. Schließlich haben wir ja oft genug erlebt, wie wir uns in Zeiten ohne Reglementierungen wahllos essend auf dem Sofa vor dem Fernseher wiedergefunden haben. Aber was ist, wenn dieses Sichgehenlassen nur der zwangsläufige Gegenpol eines Sichdruckmachens ist? Wenn es eine unumgängliche Folge von zu viel Anstrengung ist? Was ist, wenn das grundsätzliche Problem darin besteht, dass wir meinen, gegen uns kämpfen zu müssen?

Wenn wir für einen Moment Revue passieren lassen, was das Resultat all der Jahre ist, in denen wir mit all den Abnehmstrategien versucht haben, uns in den Griff zu bekommen: Wird dann nicht deutlich, dass es so nicht funktionieren kann? Dass wir uns auf diese Weise vom emotionalen Essen nicht werden lösen können?

Es braucht einen anderen Umgang mit uns selbst. Eine andere innere Haltung. Uns prozessorientiert zu begegnen lässt uns etwas erleben, was die meisten von uns noch nicht kennenlernen konnten, nämlich sich selbst vertrauen zu dürfen.

Zwei Arten von Zukunft

Das ergebnisfixierte Denken basiert auf der Grundannahme: »Du bist noch nicht o.k.! Erst wenn du anders bist, bist du in Ordnung!« Diese Denktradition fordert uns immer wieder auf, uns mehr anzustrengen, um endlich »richtig« zu sein. Weil wir »nicht richtig«, also »falsch« sind, lehnen wir uns in der Gegenwart ab. Unser ganzes Hier und Jetzt ist von Anstrengung, Druck und immer wieder auch von Schuld- und Schamgefühlen bestimmt. Die meisten Menschen halten diese Anstrengung auf Dauer nicht aus. Sie entwickeln kompensierende Suchtstrukturen – wie beispielsweise das emotionale Essen –, um dem permanenten Druck zumindest zeitweilig entfliehen zu können.

Das Ziel unserer ergebnisfixierten Bemühungen soll sein, dass wir uns in Zukunft besser fühlen. Wenn wir aber etwas genauer hinschauen, werden wir erkennen, dass es streng genommen zwei alternative Arten von Zukunft gibt: eine, in der wir uns entwickeln und entfalten und dadurch morgen nicht mehr dieselbe Person sein werden, die wir heute noch sind, und eine, in der wir dies nicht tun, sondern einfach nur älter werden.

Da sich die Zukunft immer nur aus der Gegenwart entwickelt, wir uns aber in der Gegenwart selbst ablehnen, hat das ergebnisfixierte Denken eine schwerwiegende Auswirkung. Indem wir glauben, erst anders sein zu müssen, damit das »richtige« Leben in der Zukunft beginnen kann, sitzen wir in einer Warteschleife fest, die von dem Grundsatz »Wenn ich erst…, dann…!« getragen ist. Wenn ich erst mal schlanker bin, dann kann ich freier leben, bin ich nicht mehr so allein, habe einen besseren Job usw. Wir warten darauf, dass unser »zukünftiges«, unser »besseres«

Leben endlich beginnt – und genau dadurch verpassen wir es. Denn wir können unser Leben ja nur in der Gegenwart leben, nirgendwo sonst.

Indem wir unser Wohlgefühl oder unser Freisein auf ein Morgen projizieren und unser Unwohlsein in der Gegenwart nicht wirklich an der Wurzel behandeln, kann unser Morgen nur eine Wiederholung von Heute sein. Wehre ich heute den Drang, emotional essen zu wollen, einfach nur ab, sorge ich damit zwangsläufig dafür, dass ich auch morgen ein emotionaler Esser sein werde, der sich dafür ablehnt.

> Nur wenn man im Gestern die Gründe für das Heute sucht, kann man verhindern, dass Morgen nicht nur eine Wiederholung des Heute ist.

Erst wenn wir im Hier und Jetzt anhalten und die aus dem Inneren anklopfenden Prozesse zulassen und aufgreifen, können wir uns von innen neu entfalten. Erst dadurch entwickeln wir uns weiter und bleiben nicht mehr dieselbe Person, die wir jetzt sind. Erst dann ist unsere Zukunft eine wirkliche Zukunft – nämlich eine weiterentwickelte Version unserer Gegenwart – und nicht nur eine Wiederholung unserer Vergangenheit.

Warum wir mehr essen, als unser Körper braucht

Im Folgenden möchte ich Ihnen das bisher Geschriebene anhand von Fallbeispielen verdeutlichen. Dafür greife ich unter anderem auf einige der zahlreichen Zuschriften zurück, die ich während meiner fast zweijährigen Radiosendung »Durch dick und dünn« bei Radio Bremen erhalten habe. Zum Schutz der Betroffenen sind ihre Namen geändert und themenbezogen ähnliche Fragen und Antworten zusammengefasst.

Wann komme ich endlich an?
Die tiefe innere Demokratie

Emotionales Essen hat in den seltensten Fällen nur *eine* Ursache. In der Regel gibt es verschiedene Gründe, weshalb wir mit unserem Essverhalten kämpfen. Manche dieser Gründe erschließen sich uns recht schnell, bei anderen braucht es länger. Sie sind unter tieferen Bewusstseinsschichten verborgen. Das Freilegen dieser Ebenen benötigt vor allem eins: eine unbedingte Offenheit gegenüber uns selbst.

Da das Essproblem bei vielen Betroffenen mit einer Reihe schmerzhafter Erfahrungen verbunden ist, ist es nicht immer leicht, diese Aufgeschlossenheit aufzubringen. Zu viele Vorurteile uns selbst gegenüber stehen uns manchmal unbewusst im Weg. So kann es sein, dass wir meinen, uns der vorbehaltlosen Aufklärung unserer emotionalen Essmotive zu widmen, es aber tatsächlich wegen unserer Vorurteile in der Tiefe nicht wirklich tun.

Die folgende Mail befasst sich mit diesem Phänomen.

Sehr geehrte Frau Sanchez,

ich weiß, dass es schwierig ist, eine Prognose zu geben, aber was ist Ihre Erfahrung, wie lange dauert es, bis man das emotionale Essen nicht mehr braucht? Ich möchte so gern endlich frei sein. Ich ertrage mich einfach nicht mehr in diesem furchtbar übergewichtigen Körper. Nachdem ich mich seit meiner Jugend mit Diäten, Sportprogrammen, Pulverkuren und Wundertees gequält habe, versuche ich nun seit einem Jahr herauszufinden, was die emotionalen Gründe für mein Essproblem sind. Vieles ist mir klarer geworden, aber ich frage mich trotzdem immer wieder: Wann komme ich endlich an? Wie lange muss ich noch warten, bis ich schlank und frei sein kann?

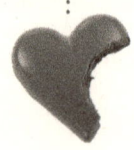

Mit verzweifelten Grüßen
Maren Hoppe

Liebe Frau Hoppe,

wenn wir unter unserem Essverhalten leiden, möchten wir es verständlicherweise so schnell wie möglich loswerden. In Gesprächen mit Menschen wird mir deshalb die Frage, die auch Sie so beschäftigt, regelmäßig gestellt: »Wann komme ich endlich an?« Als ich auf einem Vortragsabend einer Frau dazu die Gegenfrage stellte, was sie denn für realistisch halte, sagte sie: »Am liebsten wäre ich gestern schon da!« Obwohl diese Bemerkung amüsant und natürlich überzogen gemeint war, verdeutlichte sie dennoch das Dilemma, in dem sich die Frau befand. In einem anschließenden Gespräch unterstrich sie dies, indem sie bemerkte, dass sie schon immer das Empfinden gehabt hätte, keine Zeit verlieren zu dürfen, um endlich schlank zu werden. Normalgewichtig war sie, trotz dieser großen inneren Dringlichkeit, in all den Jahren jedoch noch nie. Oder vielleicht ja gerade deshalb?

Vielleicht kennen Sie die Situation, liebe Frau Hoppe, dass Sie heute Fotos von sich aus früheren Zeiten anschauen, als Sie schlanker waren, sich damals aber dennoch sehr übergewichtig fühlten und beim heutigen Betrachten denken: »Ich war ja gar nicht so dick, wie ich damals dachte!« Vielen Betroffenen sind solche Situationen sehr vertraut. Sie machen deutlich, wie schnell wir uns von unseren kritischen Gedanken vereinnahmen lassen. Wir halten sie für die Wahrheit und lehnen uns deshalb ab. Dadurch geraten wir unter Druck.

Nun könnte eine übergewichtige Person sagen: »Aber es ist doch die Wahrheit! Ich bin doch dick!« Es mag sein, dass dieser Mann oder diese Frau korpulent ist. Das ist aber, bei genauerer Betrachtung, nicht das, was unser innerer Kritiker zu uns sagt. Unser innerer Kritiker äußert nicht einfach nur eine neutrale Beobachtung. Unser innerer Kritiker wertet uns ab! Er sagt nicht wertfrei zu uns: »Du bist übergewichtig. Punkt«, sondern er verurteilt uns dafür. Manchmal beschimpft er uns sogar. Er verknüpft unser Übergewicht mit etwas Negativem.

Obwohl es auf den ersten Blick leicht den Anschein haben kann, geht es bei dieser Form der Selbstkritik nie um die Wahrheit der Aussage, sondern immer nur um die Abwertung. Das eben erwähnte Foto-Beispiel konnte dies vielleicht etwas veranschaulichen.

Warum wir diese Selbstabwertungen in uns entwickelt haben, würde für die Beantwortung Ihrer ursprünglichen Frage, liebe Frau Hoppe, hier sicherlich zu weit führen. Wichtig ist mir nur an dieser Stelle zu bemerken, dass unsere kritischen Gedanken wie eine Brille dafür sorgen, dass wir uns nur hart verurteilend durch diese Gläser anschauen können.

Dies führt zwangsläufig zu innerem Stress. Sie beschreiben es in Ihrer Mail sehr eindrücklich, wenn Sie sagen, Sie könnten sich nicht mehr in Ihrem Körper ertragen. Aus meiner eigenen früheren »Essenskampfzeit« weiß ich nur zu gut, wie unendlich schmerzhaft dies sein kann.

Wenn wir unseren Körper wie ein Schneckenhaus mit uns tragen, wir dieses Heim aber nicht wirklich bewohnen können, haben wir kein Zuhause. Wir haben dann keinen inneren Ort zum Entspannen und kommen deshalb nie zur Ruhe. Außer beim Essen! Und genau hier könnte sich eine wichtige Spur auftun. Ich komme später noch einmal darauf zurück.

Obwohl Sie der Überzeugung sind, dass das Gewicht Ihr Hauptproblem sei, würde ich Sie gern einladen, mit mir für einen Moment diesen Standpunkt zu verlassen und Ihren Blick in eine andere Richtung zu lenken.

Wenn wir meinen, dass unser Übergewicht uns nicht entspricht, wir aber immer wieder selbst dafür sorgen, dass es entsteht, haben wir zwei entgegenwirkende Kräfte in uns: unser schlankes Ich und als Gegenpol dazu unser übergewichtiges Ich. Lehnen wir nun die übergewichtige Seite in uns ab, ist es nicht möglich, uns wirklich auf sie einzulassen. Denn erforschen kann man nur etwas, was

Wenn wir unser übergewichtiges Ich einfach nur ablehnen, kommen wir nicht in die Tiefe.

auch da sein darf. Daraus folgt, dass wir die Wirkkraft unseres übergewichtigen Ichs in der Tiefe nicht erkunden können. Da sich beide Pole jedoch bedingen, bleibt die grundsätzliche Konfliktdynamik auf einer tieferen Ebene bestehen.

Nun beschäftigen Sie sich seit einem Jahr mit den Ursachen Ihres emotionalen Essens, und das ist wunderbar. Sie haben ein Interesse daran zu erfahren, warum Sie, ohne hungrig zu sein, zu Nahrungsmitteln greifen. Dafür haben Sie sich auf einen inneren Forschungsweg begeben. Wenn aber die Frage: »Wann komme ich endlich an?« in uns auftaucht, macht dies in der Regel deutlich, dass es noch eine andere Strömung in uns gibt.

Die Frage zeigt nämlich auf, dass es eine Persönlichkeitsseite in uns gibt, die noch nicht ganz im Hier und Jetzt ankommen konnte. Sie hält die Gegenwart nicht aus. Das momentane Übergewicht ist für sie ein zu großes Problem. Sie lehnt es ab. Sie möchte nicht den Weg gehen, sie möchte ankommen und das heißt für sie schlank sein. Wenn sie sich wirklich auf dem Weg befände, würde sie diese Frage nicht zu stellen brauchen. Sie könnte dann das, was sie sich vom »Ankommen in einem schlankeren Ich« erhofft, im Hier und Jetzt zu finden beginnen. Denn innere Freiheit beginnt nicht erst, wenn wir schlank sind. Sie beginnt in der Art, wie wir uns und anderen begegnen und ist nicht von etwas Äußerem abhängig. Ich weiß, wie verrückt das eben Gesagte klingt, wenn unser Wunsch schlank *zu sein, eine emotionale Notwendigkeit für uns darstellt. Mit anderen Worten: Die Seite in uns, die die Frage nach dem Ankommen stellt, hat sich noch gar nicht auf den Weg machen können. Sie ist in einer Warteschleife und hofft auf das Leben in einem schlankeren Körper.*

Ich sage das mit dem allergrößten Respekt gegenüber Ihrer Frage, liebe Frau Hoppe. Sie ist nicht verkehrt! Ganz und gar nicht. Es geht nicht darum, dass etwas falsch ist, sondern vielmehr darum, dieser leidenden und sehnenden Persönlichkeitsseite in Ihnen eine Unterstützung zukommen zu lassen.

Da aufgrund der Komplexität des Themas dieses nicht ganz einfach zu greifen ist, möchte ich folgendes Bild hinzuziehen, um es noch stärker zu verdeutlichen: Stellen wir uns vor, wir werden gebeten, zwischen zwei sich bekämpfenden Parteien zu vermitteln. Um diese Aufgabe bewältigen zu können, müssen wir in der Lage sein, eine Art tiefe Demokratie in uns zur Geltung kommen zu lassen. Wir müssen beide Positionen gleichwertig behandeln können. Es muss uns möglich sein, uns sowohl in die Schuhe der einen, als auch in die Schuhe der anderen Partei zu stellen. Meinen wir, eine sei mehr im Recht als die andere, sind wir voreingenommen und werden den Verlauf des Vermittlungsgespräches ungewollt manipulieren. Dadurch kann sich der Konflikt in der Tiefe nicht befrieden. Er wird in der Zukunft immer wieder aufbrechen müssen. Herrscht in unserem inneren Staat also keine tiefe Demokratie, wird sich die übergewichtige Seite in uns nicht gesehen fühlen und sich dadurch unserem »Erkundungskomitee« nicht wirklich zeigen können.

Was können wir aber nun tun, wenn wir unter den Zuständen der Gegenwart leiden und sie dadurch ablehnen? Es lässt sich ja leicht sagen: »Wir brauchen eine tiefe Demokratie!« Aber wie stellen wir diese denn her?

Wir entwickeln sie dadurch, indem wir uns erst einmal erlauben, uns dort abzuholen, wo wir wirklich stehen. Dies können wir im ersten Schritt beispielsweise dadurch tun, dass wir unseren letzten Essanfall erforschen. Ich weiß nicht, liebe Frau Hoppe, wie Sie dabei vorgehen. Da Sie sich schon einige Zeit mit Ihrem Essproblem beschäftigen, vermute ich, dass Sie eine spezielle Verfahrensweise dafür haben. Meinen Klienten empfehle ich, sich ein paar Minuten Zeit zu nehmen, die Augen zu schließen und, wie in einem Film, den letzten Essanfall vor dem geistigen Auge noch einmal ablaufen zu lassen – so, als würde der Essanfall jetzt gerade geschehen und wir uns dabei zusehen können.

Auf uns selbst in diesem Film blickend, lauten dann die uns helfenden Fragen: Wie wirkt diese emotional essende Person in dem Film auf mich als Beobachterin? Steht sie unter Druck, wirkt sie einsam, traurig, wütend oder wie sonst noch?

Das, was wir in dieser erkundenden Position an Informationen erhalten, kann sehr unterschiedlich zu dem sein, was wir in der Essenssituation wahrgenommen haben. Vielleicht dachten wir, wir hätten einfach nur Lust auf die Schokolade gehabt und erkennen im Nachhinein – aus der beobachtenden Perspektive –, dass der Grund für unser Essen nicht Appetit, sondern eine innere Not war, zum Beispiel ein Einsamkeitsempfinden. Appetit, also die reine Lust auf Essen, ist nie die eigentliche Ursache für emotionales Essen. Appetit kann man nachgehen oder es lassen. Appetit hat mit dem zwanghaften Gefühl, essen zu müssen, tatsächlich nichts zu tun. Wenn wir uns vor Augen führen, was es in anderen Bereichen bedeutet, Lust auf etwas zu haben, wird der Unterschied noch deutlicher. »Gelüstet« es uns beispielsweise nach einem heißen Bad, fühlen wir uns nicht gezwungen, es nehmen zu müssen. Wir können unserem Impuls nachgehen oder nicht. Fühlen wir uns aber dem Drang, essen zu müssen, ausgeliefert, geht es um weit mehr als um die simple Essenslust. Diese ist nur die oberste Spitze des Eisbergs. Durch die Rückschau auf unseren Essanfall können wir erkennen, was sich unter der Eisbergspitze befindet. Die Rückschau-Übung kann uns die Kopplung zwischen unserem Essdruck und der dahinter liegenden Emotion aufzeigen.

Finden wir durch diese Übung heraus, dass die Frau in dem Rückschau-Film, die wir gerade emotional essen sehen, auf uns als Beobachterin beispielsweise traurig wirkt, gibt es eine Verbindung zwischen unserem Essdruck und der Emotion »Traurigkeit«. In diesem Fall wirken – oftmals unbewusste – Muster in uns, durch die wir unsere Traurigkeit nicht fühlen, oder, falls wir sie wahrnehmen, nicht frei äußern können. Es könnte auch sein, dass wir schon seit Jahren um sie wissen, aber sie nicht in ihrer Gänze spüren können. Gefühle wollen aber nicht nur erkannt, sondern vor allem gefühlt werden.

Die Gründe, weshalb es grundsätzlich schwierig ist, eine Emotion zuzulassen, hängen immer mit schwierigen Erfahrungen aus unserer Biografie zusammen. So unterschiedlich unsere Lebensgeschichten sind, so verschieden können die Ursachen im Einzelnen dafür sein, weshalb wir keinen Zugang zu manchen Gefühlen finden und keinen geeigneten Umgang mit ihnen entwickeln können. Werden diese nicht befriedeten Emotionen aus unserer Vergangenheit durch alltägliche Situationen in uns wachgerufen, reagieren wir innerlich mit Stress. Der Drang, emotional essen zu wollen, ist unsere bewusste oder unbewusste Antwort auf diese innere Spannung.

In dem Moment, in dem wir emotional essen, reagieren wir auf eine gegenwärtige Situation nicht als Erwachsener, sondern als verletztes Kind.

Es ist sehr wichtig, dass wir die Gründe für unser emotionales

Essen erkunden, sonst werden wir bei der Lösung unseres Essproblems nicht vorankommen.

Können wir zum Beispiel die Traurigkeit bisher nicht frei und ungehindert wahrnehmen und äußern, hat diese Empfindung in unserem alltäglichen Ich-Empfinden nicht den gleichen Stellenwert wie zum Beispiel das Gefühl der Freude. Würden wir der Traurigkeit gleichwertig wie der Freude begegnen, könnten wir der Traurigkeit Raum geben, beispielsweise durch Weinen, statt zu essen. Wir haben tagtäglich mit einer Fülle an Gefühlen zu tun. Eine Wertung vorzunehmen in gute und schlechte Gefühle, ist ein Garant für Leiden.

> Traurigkeit kann dick machen, wenn wir ihr keinen Raum geben, sich mitzuteilen.

Um weiter veranschaulichen zu können, wie wichtig die oben erwähnte tiefe Demokratie in uns ist, möchte ich Sie bitten, liebe Frau Hoppe, sich für einen Moment Folgendes vorzustellen: Nehmen wir an, es würde eine reale übergewichtige Person vor uns sitzen, von der wir wissen, dass ihr Übergewicht Ausdruck ihrer nicht frei äußerbaren Traurigkeit ist. Nennen wir diese Person Sandra.

Möchte ich herausfinden, was es mit der Verbindung von Essen und Traurigkeit bei Sandra auf sich hat, braucht es ein Vertrauensverhältnis zwischen mir und Sandra. Nur so wird Sandra mir mitteilen können, was in ihrem Leben geschehen ist, dass sie dieses natürliche Gefühl »Traurigkeit« nicht frei zeigen kann, sondern stattdessen zum Essen greifen muss.

Dieses Vertrauensverhältnis kann sich nur entwickeln, wenn es in meinem Zusammensein mit Sandra eine Atmosphäre gibt, die grundsätzlich anders ist, als die, unter der Sandra in ihrer Vergangenheit ihre Traurigkeit abwehren musste. Es braucht also ein Ambiente, das einlädt und nicht ablehnt, das Raum gibt und nicht einschränkt.

Wenn ich nun Sandra wegen ihres Übergewichts aber verurteile, wiederhole ich genau das, was sie in ihrer Vergangenheit bereits mit ihrer Traurigkeit erlebt hat. So, wie sie in ihrer Traurigkeit nicht angenommen wurde, tue ich heute das Gleiche im Hinblick auf ihr Gewicht. Ich mache ihr deutlich: »Du bist nicht o.k.! So, wie du bist, bist du nicht willkommen!«

Damals war es ihr enges Umfeld, das ihrer Traurigkeit keine Entfaltung zugestand. Heute tue ich es, indem ich ihr Übergewicht ablehne. Es ist das Gleiche in grün.

Was für unsere Begegnung mit Sandra gilt, gilt natürlich genauso für die Begegnung mit der übergewichtigen Seite in uns, die immer wieder zum Essen greift. Auf diesem verurteilenden Weg wird sich das Essproblem nicht lösen lassen, denn unsere heutige Denkweise resultiert aus der Denkart, unter der unser Problem vor vielen Jahren entstanden ist. Sie ist ein Teil des Problems.

Vielleicht würden manche Betroffene sogar noch weiter gehen und sagen: »Ich bin an der Traurigkeit ehrlich gesagt gar nicht interessiert. Ich will nur, dass sie sich zeigt, damit ich sie schnell bearbeiten kann und sie dann verschwindet. So muss ich nicht mehr emotional essen und kann endlich schlank sein.« Auch dadurch wiederholen wir genau das gleiche Prinzip, dessentwegen die Traurigkeit damals in den Untergrund wandern musste: Ablehnung.

In unserem inneren Staat herrscht in diesem Fall keine Demokratie, sondern eine Diktatur – nämlich die Diktatur des »Man muss schlank sein!«. Einen übergewichtigen Gast in diesem inneren Staat willkommen zu heißen ist nicht wirklich möglich.

Das heißt – um bei unserem Beispiel zu bleiben – bevor wir mit Sandra überhaupt zu sprechen beginnen, müssten wir uns unsere Vorurteile gegenüber ihrem Übergewicht erst einmal eingestehen. Hier, an dieser Stelle, befinden wir uns.

Eine tiefe Demokratie kann nur dann zu unserer inneren Staatsform werden, wenn sich natürlich auch die ablehnende Seite zu Wort melden darf. Diese Wortmeldung sollte jedoch, den Spielregeln der inneren Demokratie folgend, nicht als die Wahrheit angenommen werden, sondern lediglich als eine Meinung, die es dann weiter zu erforschen gilt. So, wie ich eingangs meinte: Wir müssen die Schuhe beider Parteien erkunden können.

Zu versuchen, die Übergewichtige in uns zu verbannen, wird nicht funktionieren. Sie steht – analog zum Beispiel von Sandras Traurigkeit – für unser Daseinsrecht, so sein zu dürfen, wie wir sind. Mit all unseren Persönlichkeitsfarben. Die Korpulente in uns ist nicht verkehrt. Wir sind nicht verkehrt. Unsere Kilos sind der Ausdruck dafür, dass es abgewehrte Seiten in uns gibt, die bisher noch nicht erhört bzw. erfühlt werden konnten. Sie sind der Aufruf zu einer anderen »inneren Staatsform«. Weg von der durch unsere Lebensgeschichte entstandenen inneren Diktatur, hin zu einer tiefen Demokratie.

So verrückt es klingen mag: Unser Übergewicht ist eine psychologisch gesunde Reaktion. Es ist der Weckruf, uns von den Vorgaben unserer Biografie, wie wir zu sein haben, zu lösen und uns, so wie wir innerlich sind, wahrhaftig zu akzeptieren. Wenn wir die Ursachen für unser emotionales Essverhalten ergründen, werden wir feststellen, dass das emotionale Essen in sich vollkommen logisch ist, auch wenn sich uns diese Logik durch unsere fehlende innere, tiefe Demokratie bisher noch nicht erschließen konnte. Wenn wir uns innerlich im Ausdruck unserer selbst mehr Raum geben können, müssen wir es nicht mehr über unser Übergewicht tun.

Ich glaube, die größte Herausforderung besteht darin, uns davon zu lösen, dass es überhaupt um unser Übergewicht geht. Das heißt natürlich nicht, dass wir den Wunsch nach einer schlankeren Figur aufgeben sollten. Das wäre ja unsinnig. Vielmehr geht es darum, sich von der Fixierung auf einen schlanken Körper zu lösen. Um eine Zahl auf der Waage ging und geht es nie, auch wenn uns unsere Schlankheits-Diktatur dies immer wieder einzureden versucht. Es geht darum, für welche verdrängten oder nicht frei lebbaren Emotionen unsere Pfunde stehen. Es geht darum, unseren im Untergrund wirkenden Emotionen wie der Wut, der Traurigkeit, der Angst oder der Scham, genauso wie der Selbstverurteilung mithilfe der tiefen Demokratie eine Stimme zu geben, damit sie nicht mehr ersatzweise von unserem Übergewicht repräsentiert werden müssen.

Die Frage, »Wann komme ich endlich an?«, kann Ihnen helfen, liebe Frau Hoppe, zu bemerken, wann die Schlankheitsdiktatur sich wieder bei Ihnen meldet. Wie geht es nun weiter, wenn Sie bemerken, dass die Diktaturflagge gerade in Ihnen gehisst ist?

Nachdem Sie mithilfe der anfänglichen Rückschau-Übung die Kopplung von Essen und Emotion erkannt haben, wissen Sie, welcher Empfindung Sie bisher keinen ausreichenden Raum geben können.

Um zu erkunden, welche Dynamiken in Ihnen wirken, dass Sie auf diese Emotionen bisher nur mit Essen reagieren können, möchte ich Sie gern zu folgender Übung einladen:

1. Nehmen Sie sich bitte etwas Zeit, in der Sie ungestört sind.
2. Schreiben Sie die Emotion, die Sie durch die Rückschau-Übung herausgefunden haben, auf einen Zettel.
3. Notieren Sie sich nun alles, was Ihnen zu dieser Emotion einfällt.
4. Wenn die Emotion, zum Beispiel die Angst, sprechen könnte, was würde sie sagen? Notieren Sie sich auch hier alles, was sie zu sagen hat.
5. Gibt es eine Seite in Ihnen, die gegen diese Emotion bzw. gegen das Ausleben von ihr ist? Falls ja, warum? Erlauben Sie auch die-

ser Seite in sich, zu Wort zu kommen. Notieren Sie sich, was sie zu sagen hat.

6. Welche Rolle hat diese Emotion in Ihrer Kindheit gespielt? Wie wurde in Ihrer Familie mit dieser Empfindung umgegangen? Was hat man in Ihrer Familie über dieses Gefühl gedacht oder wie wurde ihm begegnet? Auch hier möchte ich Sie bitten aufzuschreiben, was in Ihnen vorgeht.

Wenn Ihnen noch weitere Fragen einfallen oder Sie die obigen Fragen modellieren möchten, tun Sie dies gern. Ich halte es bei der Begleitung von Menschen für unerlässlich, dass die Betroffenen lernen, ihrem Gespür zu folgen. Sie, liebe Frau Hoppe, haben das stimmigste Empfinden für sich. Niemand sonst. Wenn Sie sich im Hinblick auf den Umgang mit sich selbst noch nicht kompetent fühlen, ist genau dies ein Teil des Essproblems. Genau an der Stelle, wo Sie bisher noch keine ausreichende Erfahrung in der Begegnung mit sich selbst machen konnten – wie beispielsweise im Umgang mit Ihren Emotionen –, übernimmt zur Zeit noch das Essen ersatzweise diese Funktion. Die Kompetenz zu erlangen, die Verantwortung für sich selbst Schritt für Schritt übernehmen zu lernen und sie nicht an eine Person oder an einen Ernährungsplan abzugeben, das ist es, was es bei der Heilung von emotionalem Essen braucht. Im Kern haben wir alle diese Fähigkeiten in uns. Ein Baby spürt bereits, was ihm gut tut und was nicht. Bei Unwohlsein schreit es, geht es ihm gut, lächelt es uns an. Dieses im Laufe unserer Lebensgeschichte verschüttete Gespür für uns selbst wiederzuerlangen ist eine wesentliche Säule auf dem inneren Heilungsweg.

Die oben genannte Übung können Sie mit jeder Persönlichkeitsseite in sich durchführen, die in Ihnen aufkommt und Ihnen Schwierigkeiten bereitet. Das kann natürlich auch andere Situationen als die *des Essproblems betreffen. Das Entscheidende dabei ist, nicht nur zu notieren, was eine Seite zu sagen hat, sondern immer auch, was die Gegenseite dazu meint. Erst dadurch kommt die tiefe Demokratie in uns zum Zuge und wir verhindern, von einem Persönlichkeitsanteil in uns beherrscht zu werden.*

Wenn Sie das nächste Mal den Drang verspüren, emotional essen zu wollen, können Sie mithilfe dieser Übung erkunden, was in Ihnen vor sich geht.

Wenn Sie wahrnehmen, welche Emotion sich in Ihnen gerade meldet und warum sie nicht einfach da sein darf, können Sie die Beobachterin, die Sie bereits aus der Rückschau-Übung kennen, bei einem Essdruck in die Gegenwart holen. Dadurch erhalten Sie einen sehr viel größeren Handlungsspielraum und sind dem Drang, essen zu müssen, nicht mehr hilflos ausgeliefert.

Auf unserer inneren Erkundungsreise werden wir feststellen, dass manche unserer Vorstellungen bestimmten Lebensregeln folgen. Unsere Vorstellung, schlank sein zu müssen, könnte zum Beispiel der Lebensregel folgen: »Nur wenn man schlank ist, wird man geliebt!«

Weil solche Lebensregeln nicht angeboren, sondern das Ergebnis von Erfahrungen sind, die man von Kindesbeinen an erwirbt, kann es lohnenswert sein, zu überprüfen, ob uns diese verinnerlichten Diktate heute als Erwachsene wirklich noch entsprechen.

Was früher galt, muss heute nicht mehr relevant sein. Alte Lebensweisheiten gehören irgendwann auf den Prüfstand.

Als Kind hatten wir keine Wahl. Wir mussten diese Lebensregeln bewusst oder unbewusst annehmen, um in unserem Umfeld (über)leben zu können. Vielleicht hatten wir eine Mutter, für die Schlanksein wichtig war. Um Anerkennung und Liebe von ihr zu erhalten, haben wir daraufhin eine schlanke Figur zu einem erstrebenswerten Ziel erklärt. Wir kamen dann zu der Überzeugung, es sei unser Ziel, aber genau genommen ist es das nicht. Es war das Ziel unserer Mutter. Solange wir uns aber nicht auf eine Selbstexpedition begeben und unsere Vorstellungen hinterfragen, wissen wir nichts von ihren Ursachen.

Natürlich könnte auch die genau gegenteilige Situation möglich sein: Unsere Mutter war übergewichtig und unser Verhältnis zu ihr war nicht gut. Wir wollen dann auf keinen Fall so sein wie sie und erheben unbewusst unsere Figur zu einem für uns elementar wichtigen Unterscheidungsmerkmal. Entsprechen wir dem nicht (mehr), leiden wir, weil wir uns ihr zu ähnlich fühlen. Das muss uns gar nicht bewusst sein, aber es kann sich offenbaren, wenn wir unsere inneren Vorgaben beginnen zu hinterfragen.

Wie war das bei Ihnen, liebe Frau Hoppe? Wenn Sie sich einen Moment Zeit nehmen und über Ihren Wunsch, schlank sein zu wollen, oder den Druck, schlank sein zu müssen, einmal nachdenken, welche Verbindung zu Ihrer Lebensgeschichte meldet sich bei Ihnen? Was erhoffen Sie sich vom Schlanksein? Und warum ist dies für Sie wichtig?

Manchmal haben diese uns einschränkenden Vorstellungen direkt mit unserer Familie zu tun, manchmal aber auch mit Erfahrungen, die wir in unserer Kindheit mit anderen Personen unseres engeren Umfeldes gemacht haben, zum Beispiel mit anderen Kindern. In jedem Fall gibt es immer Gründe, warum wir uns so verhalten, wie wir es tun.

Es ist der innere Druck, der uns einfach nicht zur Ruhe kommen lässt.

Emotionale Esser versuchen, den Druck ihrer inneren Diktatur mit Essen abzudämpfen. Aber das ist nicht die einzige Bewältigungsstrategie. Andere Menschen flüchten sich, den gleichen Mustern folgend, ins Rauchen, Trinken oder in andere Suchtmittel.

Die tiefe Demokratie in uns Schritt für Schritt zu etablieren ist ein wichtiger Schlüssel, um die zwanghafte Verbindung zwischen Essen und Emotionen lösen zu können.

Ich wünsche Ihnen sehr, liebe Frau Hoppe, dass Sie Ihre Frage »Wann komme ich endlich an?« unter dem hier Beschriebenen in Zukunft anders einordnen können, um aus der bisherigen, vergeblichen Warteschleife herauskommen und in die lebendige Kraft der Gegenwart eintauchen zu können.

Alles Gute wünscht Ihnen von Herzen
Ihre
Maria Sanchez

Mein Problem ist die Schokolade
Das verletzte innere Kind in uns

Fühlen wir uns dem emotionalen Essdrang ausgeliefert, gehen wir bei dem Versuch, ihm nicht zu erliegen, sehr unterschiedlich vor. In der folgenden Mail von Frau Sander geht es um eine bestimmte Strategie, dem Zwang, Schokolade essen zu müssen, etwas entgegensetzen zu können.

Liebe Frau Sanchez,

Mein Problem ist die Schokolade. Bei regulären Mahlzeiten kann ich sehr gut stoppen, aber wenn ich Schokolade zu Hause habe, muss ich sie sofort essen. Deshalb kaufe ich sie mir nicht. Wenn ich Sie in Ihrer Sendung richtig verstanden habe, meinen Sie aber, dass es keine gute Lösung ist, sie einfach nur zu meiden. Aber wenn ich die Kontrolle immer wieder verliere, sobald Schokolade da ist, wie kann ich da weiterkommen?

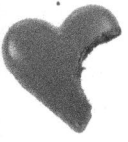

Herzlichen Dank für Ihre Antwort!
Iris Sander

Liebe Frau Sander,

es ist sehr verständlich, dass wir etwas, dem wir uns ausgeliefert fühlen, meiden möchten. Dass Sie aus der Erfahrung des Kontrollverlustes heraus entscheiden, die Schokolade nicht mehr zu Hause haben zu wollen, finde ich einleuchtend. Es löst nur leider das eigentliche Problem nicht, nämlich den Zwang, die Schokolade essen zu müssen.

Wenn wir ein bestimmtes Nahrungsmittel immer wieder zu uns nehmen möchten, verbinden wir damit bewusst oder unbewusst eine emotionale Qualität, die sehr individuell ist. Manche verbinden zum Beispiel mit Schokoladeessen Trost, andere Kraft, wiederum andere Entspannung.

Da wir uns diese emotionale Qualität offenkundig nicht selbst geben können, nutzen wir die Schokolade als Träger für diese uns so wichtige psychische Nahrung. Dieser Hunger nach psychischer Nahrung kann auf einen langfristigen emotionalen Nahrungsmangel zurückgehen. Wenn wir uns im Laufe unseres Lebens mit bestimmten Gefühlsqualitäten nie wirklich sättigen konnten, dann greifen wir zu Ersatzmitteln oder begehen Ersatzhandlungen.

Schokolade an sich hat keine bewusstseinserweiternde Wirkung. Es kann aber sein, dass wir die Süßigkeit unbewusst an eine Gefühlsqualität gekoppelt haben und deshalb immer wieder viel davon essen wollen. Um deutlicher zu machen, was ich damit meine, würde ich Ihnen gern von einem Beispiel erzählen, dass ich in einem meiner Seminare erlebte. Eine Teilnehmerin berichtete, dass sie täglich einen unbändigen Drang habe, Schokolade essen zu müssen. Sie hätte beruflich sehr viel zu tun und

Es ist nicht die Schokolade, die hilft. Es ist der emotionale Effekt, den wir mit dem Schokoladeessen verbinden.

bräuchte diese Süßigkeit, um sich beim Arbeiten etwas entspannen zu können. Ihre Frage an mich war: »Wie kann ich von der Schokolade lassen, wenn ich sie doch für meinen Ausgleich zum Arbeitsdruck dringend brauche? Ich habe schon alles Mögliche an Alternativen ausprobiert, aber Schokolade ist das Einzige, was hilft!«

Diese Frau war davon überzeugt, dass es die Schokolade war, die sie entspannte. Das war insofern auch folgerichtig, weil sie sich erfahrungsgemäß zunächst besser fühlte, wenn sie die Schokolade aß. Nahm sie zu viel der Süßigkeit zu sich, kippte das Wohlempfinden. Aber zu Beginn war es ein gutes Gefühl.

Ich lud sie daraufhin ein, die Augen zu schließen, und sich für einen Moment vorzustellen, Schokolade hätte keine Kalorien und wäre gesundheitlich unbedenklich. Sie könne deshalb ohne schlechtes Gewissen so viel davon essen, wie sie wolle. Im Anschluss daran bat ich sie, sich mit weiterhin geschlossenen Augen vorzustellen, sie hätte ihre Lieblingssorten vor sich und würde nun mit dem Essen beginnen – so schnell oder langsam, wie es ihr gefalle. Sie könne die Leckerei in sich hineinstopfen oder gemütlich genießen, genauso, wie sie es brauche, ohne irgendeine Form von Einschränkung oder Verurteilung. Mithilfe ihrer Imagination schwelgte diese Frau daraufhin einige Minuten im Schokoladeessen. An ihrem Gesicht konnte man ablesen, wie es ihr dadurch immer besser ging.

Als ich die Übung beendete, fragte ich sie, wie es ihr jetzt ginge. Strahlend sagte sie, sie würde sich nun viel freier fühlen, mehr Weite in sich wahrnehmen und eine Entspannung empfinden, die mit einem sehr schönen Gefühl von Lebendigkeit einherginge. Anschließend fragte ich sie, ob es nicht interessant sei, dass sie all dies erlebt hätte, ohne auch nur real ein Stück Schokolade gegessen zu haben.

Es ist nicht die Schokolade an sich, die uns in einen bestimmten Bewusstseinszustand versetzt. Sie hat durch ihre Inhaltsstoffe, wie zum Beispiel den Zucker, zwar eine physiologische Wirkung auf unseren Organismus, aber diese reicht bei Weitem nicht aus, um einen Esszwang, geschweige denn eine Essstörung auszulösen. Was uns an sie fesselt, ist das, was wir mit ihrem Verzehr verbinden.

Wenn Sie mögen, Frau Sander, können Sie diese Übung gern einmal für sich selbst ausprobieren und schauen, was für eine Gefühlsqualität Sie mit dem Schokoladeessen verbinden.

Im Falle der Seminarteilnehmerin war es Weite, Freisein und eine spezielle Form von Entspannung. Diese Frau hatte also einen grundsätzlichen Mangel an diesen Gefühlsqualitäten. Sie hatte keinen freien Zugriff auf sie.

Die Frage, die sich stellte, war: Was war in ihrem Leben geschehen, dass sich diese emotionale Unterernährung entwickeln konnte? Welche inneren Strukturen musste sie aufgrund ihrer Biografie aufbauen, dass sie sich mit diesen Qualitäten nicht von innen heraus direkt versorgen konnte? Dass diese Qualitäten in ihr schlummerten, hatte die kleine Übung ja bewiesen. In ihrem Alltag hatte sie jedoch bisher offenbar keinen freien Zugang zu ihnen. Deshalb musste die Schokolade einspringen.

Meiden wir die Süßigkeit, kommen wir an dieser Stelle nicht weiter. Wir können mit einer Entzugsmaßnahme bestenfalls versuchen, unseren Essdrang in Schach zu halten. Den meisten Betroffenen gelingt dies jedoch nicht auf Dauer. Denn der Hunger nach der Gefühlsqualität bleibt ja bestehen. Eine Befreiung vom Drang oder Zwang, Schokolade essen zu müssen, wird es auf diesem Weg nicht geben können.

> **Notwendig ist ein grundsätzlicher Ausstieg aus der Kampfdynamik von »Ich darf nicht! – Doch ich will!«.**

Genauso wenig sinnvoll ist es allerdings, die Leckereien immer weiter zu essen. Denn dadurch verschließen wir uns der Erfahrung, die gewünschten Gefühlsqualitäten auch ohne Hilfe der Schokolade erleben zu können. Es geht also weder um ein Verbot, noch um einen Freischein.

Wenn wir die N, schereien aus unserem Umfeld verbannen, bestätigen wir, dass wir glauben, es ginge tatsächlich um die Schokolade. Aber um die geht es nicht. Obwohl uns unsere Erfahrung bereits seit Jahren oder Jahrzehnten zeigt, dass unsere Reglementierungsversuche auf Dauer nicht zum Frieden führen, probieren wir es trotzdem immer wieder. Indem wir in diesem Verbotsfahrwasser bleiben, halten wir uns selbst im Konflikt gefangen.

Solange wir uns über Reglementierungen zu kontrollieren versuchen, wird es als Gegenpol dazu immer eine Seite geben, die sich dagegen auflehnt. Druck erzeugt Gegendruck. Das liegt in der Natur der Sache.

Dem Automatismus, emotional essen zu müssen, liegt eine Suchtstruktur zugrunde. Immer wenn wir etwas wiederholend tun, was uns seelisch oder körperlich nicht gut tut, dessen wir uns aber nicht oder nur sehr schwer erwehren können, liegt ein zwanghaftes Verhalten vor. Unser Kopf sagt: »Lass es!«, aber etwas in uns ist stärker, also tun wir es dennoch.

Haben wir es mit einer leichteren Suchtstruktur zu tun, können wir mit einfachen Mitteln, die uns diese

Wenn der Hunger nach Gefühlsqualitäten in der Kindheit nicht gestillt wird, dann sättigen wir uns als Erwachsene mit Schokolade.

Gefühlsqualitäten auf einer bestimmten Ebene geben können, einiges bewirken – wie zum Beispiel ein Bad nehmen, um uns zu entspannen. Handelt es sich jedoch um eine stärkere Suchtstruktur, reicht das auf Dauer nicht aus. Betroffene nehmen im Falle einer inneren Anspannung dann zunächst ein Bad, gehen anschließend aber trotzdem an den Kühlschrank oder an die Schublade mit den Süßigkeiten und beginnen zu essen, auch wenn sie nicht hungrig sind. Das heiße Wasser kann uns eine wohltuende oberflächliche Entspannung geben, aber der tiefere emotionale Hunger wird dadurch nicht gesättigt.

Wenn wir bestimmte, für unser Seelenheil wichtige Gefühlsqualitäten nicht erhalten haben, kann dies zu emotionalen Wunden führen. Manchmal ging diesen Wunden körperliche Gewalt voraus und manchmal bestand die Gewalt darin, in einer Atmosphäre gelebt haben zu müssen, in der man sich als Kind emotional mutterseelenallein fühlte.

Wenn Kinder etwas seelisch sehr Schmerzhaftes erleben, schützen sie sich, indem sie sich unbewusst in ihren innersten Kern zurückziehen. Gleichzeitig bauen sie emotionale Überlebensstrategien auf, um in der Außenwelt weiter »funktionieren« zu können. Diese Überlebensstrategien treten sehr variantenreich zu Tage. Manche Kinder sind beispielsweise besonders brav und wirken für ihr Alter viel zu erwachsen. Sie sind unbewusst darauf bedacht, sich von ihrer kindlichen Ausgelassenheit zu distanzieren. Indem sie das tun, glauben sie, den Wünschen der Erwachsenen besser zu entsprechen und sich dadurch in einem Rahmen zu bewegen, der ihnen Sicherheit gibt und mit dem sie Risiken meiden. Agieren sie beherrscht und machen keinen Ärger, können sie dadurch Situationen besser vorhersehen und einschätzen.

Andere Kinder flüchten sich in rationales Denken. Sie wollen alles logisch erfassen. Durch das verstandesmäßige Einordnen bewegen sie sich auf einem Terrain, das sie kontrollieren können. Somit lenken sie sich von der nicht kontrollierbaren Welt ihrer Gefühle und dem darin enthaltenen Schmerz ab.

Es gibt sehr viele Strategien, die wir als Kinder unbewusst entwi-

ckeln, um mit jenen Wunden zurechtzukommen, die daraus resultieren, emotional nicht satt geworden zu sein. Emotionales Essen gehört ebenfalls zu diesen Strategien. All diese von uns entwickelten psychologischen Überlebensstrukturen haben eines gemeinsam: Sie dienen dazu, den eigentlichen emotionalen Verletzungsschmerz nicht spüren zu müssen.

Es ist großartig, dass wir diese Strategien als Kinder entwickeln konnten. Nur so konnten wir uns in psychisch schwierigen Situationen zurechtfinden. Und das ist keine Selbstverständlichkeit. Es gibt Kinder, denen dies nicht gelingt und die an solchen Herausforderungen zerbrechen. Umso wichtiger ist es, unsere inneren Muster zu würdigen. Auch wenn sie uns heute in vielem behindern, haben sie uns in einer früheren Zeit einen großen Dienst erwiesen.

Die Verwundung hinter diesen emotionalen Überlebensstrukturen ist jedoch noch immer vorhanden. Das zwanghafte Schokoladeessen macht uns auf sie aufmerksam. Wollen wir uns davon befreien, müssen wir uns mit dieser Verletzung beschäftigen. Alles andere bedient sonst nur weiterhin unsere alten biografischen Muster.

Wenn wir keine Süßigkeiten zu Hause haben, reduzieren wir die Möglichkeiten, unseren Essanfällen zu folgen. In Ermangelung an Alternativen ist diese Strategie auch nachvollziehbar. Aber die spannende Frage ist doch: Wieso reagieren wir wie ferngesteuert, wenn die Naschereien bei uns im Schrank liegen? Und was oder wer steuert uns da eigentlich?

Erst wenn wir üben, unseren Blick vom »Ping-Pong-Spiel« Essen oder Nichtessen abzuwenden und ihn stattdessen auf unsere biografische Wunde

Schokolade essen zu *müssen* ist ein Signal für unbewusste emotionale Überlebensstrukturen.

richten, können wir uns von den Fesseln des Zwangs lösen. Das sagt sich leicht, ist es aber nicht. Es braucht viele Annäherungsversuche an uns selbst, um mit den verletzten und zurückgezogenen Seiten in uns in Kontakt zu kommen. Aber es ist möglich. Der Drang, Schokolade essen zu wollen, ist eine immer wiederkehrende Einladung dazu.

Was es dazu braucht, erscheint den meisten Betroffenen zunächst paradox. Und weil es dem konventionellen gesellschaftlichen Denken in Bezug auf die Behandlung von Essstörungen diametral entgegensteht, mag es zunächst verunsichern, sich der Problematik auf diese Weise zu nähern.

So war es auch bei mir. Als ich mich damals auf meinen Weg machte, meine Essstörung zu ergründen, schien es mir zunächst ebenfalls sehr abwegig, was sich mir da langsam durch das Erforschen meiner selbst eröffnete. Je tiefer ich mich jedoch auf meine Selbstexpedition einließ, desto mehr erschloss sich mir die dahinter liegende Logik. Mir wurde klar, dass ich mich von meinem emotionalen Essen nur auf folgende Weise befreien konnte: Ich musste aufhören, mich dafür zu verteufeln, emotional zu essen.

Das wiederum heißt in der Konsequenz: Wir benötigen zum Kennenlernen der emotional essenden Seite in uns als Annäherungsvoraussetzung die grundsätzliche Erlaubnis, emotional essen zu dürfen. Nicht als Freischein – denn das würde sonst nur weiterhin das emotionale Überlebensprogramm bedienen –, sondern als Grundlage, um uns dieser Seite in uns nähern zu können. Es geht also um die Bereitstellung einer Basis, von der aus ein wirklicher Ausstieg aus dem bisherigen Kampfmodus gewährleistet ist.

Da uns seit Jahrzehnten von allen Seiten suggeriert wird, wir müssten uns nur mehr disziplinieren oder reglementieren, um unsere Essprobleme zu lösen, mag mein Ansatz tatsächlich erst einmal seltsam anmuten. Aber wir müssen nur ein Resümee unserer bisherigen persönlichen Versuche ziehen bzw. einen Blick auf das weltweite

Problem des Übergewichts werfen, um zu erkennen: Mit Verboten kommen wir nicht weiter.

Wenn wir nicht nur einen Umgang mit unserem Essproblem anstreben, sondern tiefer gehen wollen, wartet genau dort, wo es wegen des bisherigen Kontrollverlustes für uns am dunkelsten ist, das Licht. Indem wir unsere Dunkelheit erkunden, können wir, wie in einem realen dunklen Raum, unsere Augen trainieren, im Dun-

Machen wir uns auf den Weg, ganz neue Regionen auf unserer inneren Landkarte zu entdecken.

keln zu sehen. Und wir können, was vielleicht noch wichtiger ist, andere Sinne ausbilden für das feine Erspüren unserer selbst. So werden wir irgendwann in der Lage sein, in unseren inneren Welten ganz neue Regionen zu entdecken.

Es sind diese Regionen – nämlich unsere verletzten Seiten – die uns in ihrer Erkundung vollkommen neue Möglichkeiten der Begegnung mit uns selbst eröffnen. Wenn wir nicht an den ersten Grenzen stehen bleiben und sagen: »Hier ist es dunkel, also kommt da bestimmt nichts mehr!«, sondern weitergehen, beginnt genau an diesem Grenzübergang unsere Befreiung vom emotionalen Essen.

Weshalb der Ausstieg aus dem System der Reglementierungen und Verbote so elementar wichtig ist, möchte ich Ihnen anhand eines Beispiels erläutern. Dafür würde ich Sie gern einladen, liebe Frau Sander, sich Folgendes vorzustellen: Nehmen wir an, Sie hätten eine Tochter – nennen wir sie Jenny –, die immer wieder Schokolade essen möchte. Sie bemerken, dass es bei Jenny nicht um das normale Bedürfnis von Kindern geht, Süßigkeiten essen zu wollen, sondern dass ihre Tochter die Schokolade zwanghaft braucht. Nachdem sie Jenny eine Weile beobachtet haben, fällt Ihnen auf, dass sie die Süßigkeit zu sich nimmt, um sich zu beruhigen. Was wäre nun Ihr Interesse als Mutter? Wäre es Ihnen wichtiger, dass Ihre Tochter einfach das Schokoladeessen sein lässt? Oder wären Sie nicht viel-mehr daran interessiert, was Jenny innerlich so aufregt, dass sie sich überhaupt mit Schokolade beruhigen muss?

Sie könnten ihr die Schokolade verbieten oder einfach keine mehr zu Hause bevorraten. Was sich aber im Innern Ihrer Tochter abspielt, würden Sie auf diesem Weg nicht erfahren. Vielleicht meinen Sie auch, dass es im ersten Schritt wichtig wäre, einfach keine Schoko-lade mehr im Haus zu haben, um dann im zweiten Schritt herauszu-finden, was Jenny im Laufe des Tages so belastet.

Vielleicht erinnern Sie sich, Frau Sander, wie es für Sie selbst als Kind war, wenn Ihnen jemand etwas für Sie sehr Wichtiges verboten oder verwehrt hat. Die Person haben Sie nicht unbedingt als Freund gesehen, oder? Die meisten Kinder werden sich vermutlich von einer solchen Person innerlich zurückziehen. Sie fühlen sich von ihr nicht verstanden.

Im Falle von Jenny würde das bedeuten: Das Verbot macht Jenny deutlich, dass das, was sie will, nämlich Schokolade, nicht gut ist –

Wenn man das Gefühl hat, dass mit einem etwas nicht stimmt, dann stimmt etwas ganz anderes nicht!

sonst würde man ihr die Schokolade ja nicht verbieten oder ihren Verzehr ein-schränken. Da sie die verbotene Scho-kolade aber so dringend braucht, besteht nun die große Gefahr, dass Jenny schlussfolgert, dass mit ihr etwas nicht stimmt. Sonst würde sie ja nicht einen so starken Drang verspüren, etwas Verbotenes essen zu wollen.

Wenn ihr Essdruck steigt, wird Jenny versuchen, sich die Scho-kolade heimlich zu besorgen. Schließlich wird sie beginnen, Sie als Mutter zu belügen, da sie weiß, dass Sie das Schokoladeessen nicht gutheißen. Vermutlich wird sie sich selbst dafür verurteilen und Scham empfinden, dass sie vom Verbotenen nicht die Finger lassen kann. Mit anderen Worten: Die Schokolade zu verbieten bewirkt, dass das Vertrauensverhältnis zwischen Jenny und Ihnen und auch von Jenny zu sich selbst immer schlechter wird.

Hinzu kommt, dass Ihre Tochter vermutlich gar nicht weiß, warum sie die Schokolade überhaupt essen möchte. Sie spürt nur, dass sie sich gut fühlt, wenn sie sie isst. Für Jenny ist dies eine ausgesprochen schwierige und belastende Situation. Denn sie erfährt, dass etwas, was ihr ein Wohlgefühl beschert, nicht gut angesehen ist und nicht akzeptiert wird.

Was sie nun bräuchte, wäre eine erwachsene Person, die erst einmal wertschätzt, dass Jenny versucht, sich mit ihren zur Verfügung stehenden Mitteln zu helfen. Das bedeutet: Es ist ganz wichtig, ihr nicht die Schokolade wegzunehmen. Was sie darüber hinaus bräuchte, wäre, dass diese Erwachsene liebevoll versucht, Jennys innere Welt kennenzulernen. Indem Jenny über ihre Welt erzählen kann, erschließt sie sich ihre innere Welt selbst. So kann sie Schritt für Schritt herausfinden, wofür sie den »Freund Schokolade« eigentlich braucht. Sie bekommt dadurch die Wahl, selbstbestimmt ihren »inneren Freundeskreis« zu bestimmen. Es ist sehr wichtig, dass sie dies entscheidet und nicht wir für sie.

Sich einer Essstörung auf diese Weise zu nähern, ist in unserer Gesellschaft sehr ungewöhnlich. Der Ansatz, keinen Einschränkungen zu folgen, sondern stattdessen den Fokus ausschließlich auf das Erforschen unseres inneren Selbst zu richten, ist für Betroffene und auch für Ärzte und Therapeuten noch sehr ungewohnt. Aber so merkwürdig es klingen mag: Wir brauchen als Voraussetzung für den Ausstieg aus einer Essstörung die Erlaubnis, emotional essen zu dürfen, um uns von dort aus von ihr befreien zu können.

Unsere innere Jenny braucht von uns heute das, was in ihrer Kindheit nicht vorhanden war: die unterstützende Erwachsene, die wür-

digt, was sie tut, und die sie kennenlernen möchte. Das ist ein Weg, der Zeit braucht, aber er führt uns zu der Quelle, um die es geht. So können wir lernen, die Erwachsene zu sein, die uns nachträglich mit all den Gefühlen versorgt, die wir so dringend brauchen.

Wir können als Erwachsene den Hunger des Kindes in uns nachträglich stillen.

Wenn wir uns unserer inneren Jenny auf diese Weise annähern, geben wir ihr die Chance, uns zu vertrauen. Und dann kann sie uns erzählen, was in ihr vorgeht: wie viel Angst sie hat, wie viel Schmerz, wie wütend sie ist usw. Kurzum: Es werden sich Schritt für Schritt die Symptome bei uns zeigen, die vor unserem unbewussten inneren Rückzug und dem Aufbau des Überlebensprogramms vorhanden waren.

Sich mit einem inneren Schmerz zu beschäftigen, erscheint auf den ersten Blick nicht sehr verlockend. Aber wenn wir den Mut haben, uns auf unsere innere Jenny einzulassen und sie kennenzulernen, erfahren wir etwas, was über den Ausstieg aus unserem Essproblem weit hinausgeht. Wir erspüren, was es heißt, im Vertrauen mit uns selbst zu sein. Bei uns zu sein. Ich glaube, es gibt nichts, was uns Menschen mehr nährt und Frieden bringt, als das Empfinden dieser inneren Heimkehr.

Wir haben nicht mit dem emotionalen Essen begonnen, weil es uns gut ging, sondern weil wir in Not waren. Deshalb werden wir beim Ausstieg aus dem emotionalen Essen auch Schmerz begegnen müssen. Es gibt aber einen Unterschied bezüglich dieser Schmerzerfahrungen. Erleben wir ihn im emotionalen Überlebensmodus – also ohne unsere innere unterstützende Erwachsene –, ist der Schmerz furchtbar. Es ist mehr als nachvollziehbar, dass wir dem aus dem Weg gehen möchten. Und das ist auch richtig so. Einen Schmerz zu wiederholen, ohne damit eine neue Erfahrung zu machen, hat mit Heilung nichts zu tun.

Es gibt aber einen Schmerz, den eine Gruppenteilnehmerin mal als wohltuenden Schmerz bezeichnet hat. Nämlich beispielsweise dann, wenn wir als unterstützende Erwachsene unsere weinende Jenny im Arm halten. Dieser Schmerz ist vom inneren Beistand begleitet. Dadurch fühlt er sich reinigend und richtig an. Bei dieser Schmerzerfahrung ist Liebe im Raum.

Da Sie sich, liebe Frau Sander, dem Verlangen nach Schokolade im Augenblick noch so sehr ausgeliefert fühlen, würde ich Ihnen gern Folgendes empfehlen, um sich Ihrer inneren Jenny behutsam anzunähern: Kaufen Sie sich Schokolade an jenen Tagen, an denen Sie sich etwas Zeit für Ihre Selbsterforschung nehmen können. Legen Sie bitte etwas zu schreiben bereit, um sich notieren zu können, was an diesem Tag in Ihnen innerlich aufkommt, wenn die Schokolade im Haus und damit greifbar ist.

Manchen Menschen hilft es, sich für dieses Innehalten und Erforschen eine Erinnerungshilfe bereitzustellen, zum Beispiel das Handy oder einen Wecker, damit sie alle 30, 60 oder 90 Minuten daran erinnert werden. Sonst laufen sie Gefahr, es zu vergessen.

Wichtig dabei ist, beim Innehalten nicht nur den Fokus auf die Gedanken zu richten, sondern auch darauf, was Sie an Empfindungen spüren, ob es Bilder dazu gibt oder Sätze usw.

Es ist möglich, dass Ihnen das einige Stunden gut gelingt und dann plötzlich der Drang zu groß wird und Sie die Schokolade dann doch essen müssen. Wenn dem so sein sollte, verzweifeln Sie nicht an sich selbst. Mit Ihnen ist nichts verkehrt, wenn Sie emotional essen müssen. Noch wissen Sie sich nicht anders zu helfen. Aber das kann man lernen. Die Selbsthilfe beginnt – um bei dem oberen Jenny-Beispiel zu bleiben –, wenn Sie Ihre innere Jenny beim emotionalen Essen nicht alleine lassen. Sitzen Sie – bildlich gesprochen – während des Essens als Erwachsene mit ihr am Tisch. Manchen meiner Klienten hilft es, wenn sie sich beim emotionalen Essen ein Symbol für ihre innere Jenny zur Hand nehmen. Das kann jeder Gegenstand sein, vom Tuch bis zum Kugelschreiber. Wenn Sie mit Ihrer Jenny beim emotionalen Essen gemeinsam zusammensitzen, gibt es vielleicht etwas, dass Sie ihr sagen möchten? Gibt es Empfindungen, die in Ihnen auftauchen? Und was würde Jenny Ihnen sagen?

Aus einer Suchtstruktur wie dem emotionalen Essen steigt man nicht per Knopfdruck aus. Es sind viele kleine Schritte dafür erforderlich. Wenn wir uns auf unseren inneren Weg begeben, werden die emotionalen Essanfälle erst nach und nach weniger werden. Sie können erst in dem Maße schwinden, indem wir uns nicht mehr allein lassen. Auch nicht bei einem Essanfall. Je mehr wir uns selbst beistehen können, desto weniger muss es das Essen für uns tun. Die Folge davon wird sein, dass die Menge an Nahrungsmitteln, die wir während des Essanfalls zu uns nehmen, langsam immer weniger wird.

Kein Essanfall ist umsonst, wenn wir von ihm lernen.

Eine Heilung verfolgt nie einen linearen Weg. Es ist normal, drei Schritte vorzugehen und zwei zurück. Mal gibt es Phasen, in denen es gut läuft, und mal Phasen, in denen dies nicht der Fall ist. Wichtig ist allein, unsere innere Selbstbegleitung nicht davon abhängig zu machen. Wir können während eines Essanfalls und auch danach so viel über uns lernen.

Versuchen Sie diese Annäherung an Ihre innere Jenny über das Wahrnehmen Ihres inneren Körpers immer wieder neu, denn es ist ein Prozess. Auf dieser Kennenlernreise werden Sie zunehmend feststellen, dass es nicht um das Schokoladeessen an sich geht, sondern um Sie.

Uns herauszufordern ist hilfreich, uns zu überfordern ist es nicht.

Deshalb möchte ich Ihnen empfehlen, liebe Frau Sander, genau hin-
zuschauen, in welchem Tempo Sie diesen Kennenlernweg gehen
können. Mag sein, dass Sie damit zurechtkommen, von Anfang an
permanent Schokolade im Haus zu haben. Vielleicht ist dieser Schritt
aber auch anfangs zu groß für Sie. Dann schreiten Sie besser etap-
penweise voran. Folgen Sie Ihrem Rhythmus. Niemand hetzt Sie,
außer Sie sich selbst.

Ich wünsche Ihnen von Herzen, liebe Frau Sander, dass Sie Ihre
innere Jenny kennenlernen und auf diesem Weg erfahren, dass an
ihr nichts verkehrt ist und auch nie etwas verkehrt war.

Alles Gute wünscht Ihnen
Ihre
Maria Sanchez

Wenn jemand, den wir lieben, unter einem Essproblem leidet

Die Entscheidung für den Weg muss von innen heraus kommen

Mit anzusehen, wie jemand, den wir lieben, im emotionalen Essen gefangen ist, kann sehr schmerzhaft sein. Wenn sich diese Person darüber hinaus nicht helfen lassen möchte, kommt zu dem Schmerz noch eine große Hilflosigkeit hinzu. Wie können wir uns dann verhalten? Diese Frage stellte sich auch die Hörerin Franka Steinburg.

Sehr geehrte Frau Sanchez,

ich schreibe Ihnen, weil meine Schwester ein sehr großes Essproblem hat. Sie ist 32 Jahre alt und wiegt bei einer Größe von 1,68 m mittlerweile 160 Kilo. Ich glaube, sie hat sich aufgegeben. Wir kommen aus einer Familie, in der es sehr große Probleme gab. Und nachdem ich einige Ihrer Sendungen gehört habe, glaube ich, dass sie schon sehr früh angefangen hat, das Essen als Kompensation für die vielen seelischen Verletzungen zu benutzen. Ich habe schon so oft versucht, sie dazu zu bewegen, sich Hilfe zu holen, aber sie will nicht.

Obwohl ich in unserer Kindheit viel weniger abbe-
kommen habe als meine Schwester, habe auch ich
eine Sucht entwickelt, nämlich Computerspiele. Ich
habe stundenlang am Tag vor dem Gerät gesessen
und mich weggebeamt. Mittlerweile brauche ich
es nur noch selten, aber je mehr ich mich befreien
konnte, umso mehr tut es mir weh, dass meine
Schwester es einfach nicht schafft.

Sie sagt immer, es gehe ihr gut und sie brauche keine
Hilfe, aber ich sehe ja, dass sie kaum gehen kann und
von ihrem Gewicht erdrückt wird.

Es tut mir so weh zu sehen, wie sie sich kaputt macht.
Sie lehnt aber alles ab. Haben Sie eine Idee, was ich
noch tun könnte?

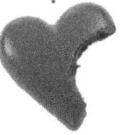

Mit herzlichen Grüßen
Franka Steinburg

Liebe Frau Steinburg,

*beim Lesen Ihrer Mail ist spürbar, wie sehr Sie Ihre Schwester lieben
und ihr helfen möchten. Gerade, wenn man selbst einen Weg aus
einer Sucht herausgefunden hat, ist es umso schwieriger, mit anse-
hen zu müssen, wie jemand, den man im Herzen hat, weiterhin in
ihr gefangen ist und sich somit täglich sein eigenes Gefängnis neu
errichtet.*

*Das Problem ist, dass kein Mensch einen anderen Menschen zum
Ausstieg aus einer Sucht überzeugen kann. Ein Süchtiger kann aus*

seiner Abhängigkeit nicht einfach aussteigen, nur weil jemand anderes es ihm sagt. Auf Dauer würde eine solche Entscheidung einfach nicht tragen, weil sie nicht vom Süchtigen selbst aus seinem tiefsten Inneren getroffen wurde.

**Eine traurige Wahrheit:
Wer partout nicht will,
dem kann man nicht helfen!**

Das zu verstehen und vor allem zu akzeptieren kann sehr schmerzhaft sein. Es sagt sich immer so leicht, dass jeder für sein Leben selbst verantwortlich ist. Aber es geht ja schließlich um Menschen. Es geht um Schicksale, um Beziehungen, und damit geht es auch um Liebe.

Vielleicht gibt es aber genau hier, wo es fast unmöglich scheint, einen schmalen Pfad, den man beschreiten kann – nämlich beim Thema Liebe. Liebe hat so viele Facetten, dass wir sie sicherlich nie ganz erfassen können. Ich glaube jedoch, dass eine Facette davon eine ziemlich radikale ist. Radikal deshalb, weil Liebe von uns manchmal auch verlangt, jemanden loszulassen.

Manchmal müssen wir von der Vorstellung, gemeinsam mit einem Menschen, den wir lieben, in einem Boot zu sitzen und mit ihm gemeinsam in eine Richtung zu segeln, um der Liebe willen abrücken. Und zwar mit allem, was zu diesem Prozess dazugehört: mit unserer Trauer, unserer Hilflosigkeit, unserem Schmerz, unserer Wut.

**Lieben heißt manchmal:
loslassen!**

Jemanden so zu lieben, dass man ihm zugesteht, seine eigenen Segel zu setzen – auch wenn wir meinen, dass die Person in die falsche Richtung segelt –, verlangt sehr viel von uns.

Wenn wir jedoch nahezu alles versucht haben, um den anderen dazu zu bewegen, seine Segel anders auszurichten, sind wir, so glaube ich, aufgefordert, unseren Liebesbegriff zu erweitern. So weit, dass er auch den Willen des anderen, mag er auch noch so

selbstzerstörerisch sein und unseren Vorstellungen diametral entge-
genstehen, mit einschließt.

Keine leichte Angelegenheit – ganz sicher nicht –, und dieser
Prozess, dieses Lernen, braucht Zeit. Aber letztlich scheint es mir
der einzige Weg, der es uns ermöglicht, unser Herz für uns selbst
und auch für die betreffende Person geöffnet zu halten. Tun wir
dies nicht, wird allein Verbitterung das Resultat sein, und wir laufen
Gefahr, uns in einem inneren Schmerzlabyrinth zu verlieren.

In Ihrer Mail, liebe Frau Steinburg, haben Sie nun gefragt, was
Sie tun können. Ich würde Ihnen ans Herz legen, Ihre Aufmerksam-
keit von Ihrer Schwester abzuwenden und sie mehr auf sich selbst
zu richten.

Geben Sie in nächster Zeit Ihren Empfindungen – soweit es Ihnen
möglich ist – in Bezug auf Ihre Schwester mehr Raum. Vielleicht spü-
ren Sie Wut, vielleicht Traurigkeit oder Angst. Was immer es ist, ver-
suchen Sie, bei sich zu bleiben. Vielleicht ist es für Sie stimmiger,
wenn Sie allein sind, vielleicht ist es für Sie aber auch einfacher im
Beisein guter Freunde.

Die Erfahrung zu machen, dass Ihr Seelenfrieden nicht allein
davon abhängt, ob Ihre Schwester ihre Segel Richtung Suchtfrei-
heit hisst, ist sehr herausfordernd, aber es ist auf alle Fälle möglich.
Der innere Frieden, den Sie dabei empfinden werden, geht nicht
zwangsläufig mit einem Wohlgefühl einher.

Der innere Frieden geht weit darüber hinaus: So können wir
sehr traurig sein, weil wir um jemanden trauern, und gleichzei-
tig eine tiefe innere Zustimmung in uns dazu verspüren, weil wir
in unserer Seele »wissen«, dass die Traurigkeit, jemanden inner-
lich loszulassen, richtig ist. Und manchmal kann sich erst durch die-
ses innere Loslassen in der Außenwelt wieder etwas neu verbin-
den.

Ich wünsche Ihnen ganz viel Mitgefühl für sich selbst, liebe Frau Steinburg. Auf dass Sie den aufkommenden Empfindungen in diesem Prozess des Loslassens gut begegnen und Ihre eigenen *Segel* neu setzen können!

Ihre
Maria Sanchez

Wenn schon keine Umarmung, dann doch wenigstens Kuchen
Den Schmerz vermeiden wollen, hilft nicht

Manchmal scheint uns eine Flucht ins emotionale Essen wegen bestimmter Umstände geradezu als alternativlos. Doch bei genauerer Betrachtung offenbart sich ein durchaus anderes Bild. Die folgende Mail zeigt dies deutlich anhand der Problematik »fehlende Sinnlichkeit und emotionales Essen«.

Liebe Frau Sanchez,

was kann man tun, wenn das emotionale Essen ein Ersatz für fehlende Sinnlichkeit ist?
Ich habe seit vielen Jahren keine Möglichkeit mehr, meine Sinnlichkeit zu leben. Es geht mir primär gar nicht um Sex, sondern um körperliche Nähe. Ich bin zwar verheiratet, aber meinen Mann interessiert diese Nähe schon seit Jahren nicht mehr. Seitdem hole ich mir die Ersatzbefriedigung über das Essen.
Wenn es also keine andere Möglichkeit gibt, Sinnlichkeit zu leben, wie kann ich dann vom Essen lassen?

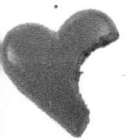

Mit herzlichen Grüßen
Nicole Weiland

Liebe Frau Weiland,

bevor ich in meiner Antwort auf Ihre Frage zur Verbindung von nicht gelebter Sinnlichkeit und emotionalem Essen eingehe, würde ich den Blick gern kurz noch auf etwas anderes in Ihrer Mail fokussieren. Eventuell könnte dies für die Lösung Ihrer Essproblematik ebenfalls von Bedeutung sein.

Ich kenne Ihre Lebensgeschichte nicht und möchte Ihnen keinesfalls zu nahe treten, aber beim Lesen Ihrer Mail habe ich mich gefragt: Warum ist das Bedürfnis Ihres Mannes, keine körperliche Nähe haben zu wollen, wichtiger als Ihr Bedürfnis nach Berührung?

Vielleicht gibt es spezielle Gründe, warum in Ihrer Partnerschaft Sinnlichkeit keinen Raum mehr hat. Weil ich dies jedoch nicht weiß, würde ich an dieser Stelle gern noch einen Schritt weitergehen in der Hoffnung, dass dies für Sie hilfreich ist.

Wenn in einer Beziehung ein Partner oder eine Partnerin keinen körperlichen Kontakt mehr möchte, kann man ihn nicht erzwingen. Aber wäre es nicht wichtig, nach der Aussage »Ich möchte keine Nähe!« kein Ausrufezeichen, sondern stattdessen einen Gedankenstrich zu setzen? Denn eine Beziehung besteht ja nicht nur aus einer Person, sondern aus einem »Wir«.

Lehnt ein Partner körperliche Nähe ab und wird anschließend nicht klärend darüber gesprochen, wird ein permanent schwelender Konfliktherd die Beziehung belasten. Denn das Problem muss ja für beide zufriedenstellend gelöst werden. Bleibt das Problem jedoch ungelöst, führt die daraus resultierende Spannung zu den unterschiedlichsten Reaktionen: Einige Menschen werden aggressiv, andere wiederum suchen sich abdämpfende Mittel – wie beispielsweise das emotionale Essen.

Selbstverständlich darf man sich in einer Beziehung nicht selbst übergehen. Nur dem Partner oder der Partnerin zuliebe körperliche Nähe zuzulassen, obwohl man es eigentlich gar nicht will, ist nicht nur eine Form von gegen sich selbst gerichteter Gewalt, sondern auch eine Garantie dafür, dass auf Dauer eine zunehmende seelische Distanz zum Partner entsteht. Denn eine solche Grenzüberschreitung bleibt in der Regel nicht ohne Folgen.

Kann man diesen Konflikt nicht alleine lösen, ist es ratsam, sich professionelle Hilfe zu suchen und in Anspruch zu nehmen. Die meisten Paare warten leider sehr lange, bis sie bereit sind, Hilfe anzunehmen. Die Verletzungen sind dann auf beiden Seiten häufig schon recht stark ausgeprägt, manchmal haben sie sich auch

Um wie viel leichter wäre es für Paare, wenn sie nicht so lange warten würden, bis sie professionelle Hilfe suchen.

bereits chronifiziert. Das heißt aber nicht, dass es sich nicht auch jetzt noch lohnen würde, Hilfe in Anspruch zu nehmen.

Sie schreiben in Ihrer Mail nicht, liebe Frau Weiland, ob Sie bereits mit Ihrem Mann über Ihre unerfüllte Sehnsucht gesprochen haben. Falls dem nicht so sein sollte, möchte ich Sie ermutigen, dies bald zu tun. Nicht dass Ihr Mann glaubt, Sie hätten genauso wenig Verlangen nach Körperlichkeit wie er und demzufolge sei alles in Ordnung.

Sollte es Ihnen schwerfallen, Ihren Wunsch nach mehr Nähe Ihrem Mann gegenüber zu äußern, könnte es sein, dass tief in Ihrem Inneren verdeckte Lebensregeln in Ihnen wirken, die Sie daran hindern, Ihren Bedürfnissen die Bedeutung zuzugestehen, die sie verdienen.

Emotionale Esser haben häufig große Probleme damit, ihre eigenen Wünsche deutlich zu artikulieren. Nicht selten sind es im Laufe des Lebens entwickelte Regeln wie beispielsweise »Nimm Dich nicht so wichtig!« oder »Sei kein Egoist!«, die dazu führen, dass die

Betroffenen ihre Wünsche zurückstellen und seelisch aushungern, auch wenn sie in einer Partnerschaft leben. Mehr zu essen als der Körper benötigt ist für viele Betroffene der Versuch, diesen nicht gestillten emotionalen Hunger ersatzweise über Nahrungsmittel zu befriedigen.

Das Erkunden versteckter Lebensregeln – häufig auch »Glaubenssätze« genannt – ist somit einer der ersten wichtigen Schritte auf dem Weg, Essstörungen zu behandeln. Erst wenn wir unser Handeln analysieren und herausbekommen, von welchen Lebensregeln wir getrieben und gesteuert werden, können wir unseren inneren Kompass neu justieren. Tun wir dies nicht, werden uns diese Lebensregeln unbewusst weiterhin lenken. Wir wundern uns dann, warum wir uns auf eine bestimmte Art verhalten, die uns Unwohlsein bereitet.

Wir werden von versteckten Lebensregeln gesteuert, ohne es zu merken.

Zu Ihrer Frage, was wir tun können, wenn emotionales Essen ein Ersatz für fehlende Sinnlichkeit ist, möchte ich Ihnen zunächst gern sagen, dass Sie mit dieser Problematik nicht alleine sind. Viele Menschen flüchten sich in emotionales Essen als Ersatz für Nähe und Sinnlichkeit.

Doch wer schon einmal wirkliche Nähe hat erfahren dürfen, wird wissen, dass der Genuss von Ersatzköstlichkeiten, in welchen Mengen auch immer, nicht an das sinnliche Empfinden einer Begegnung zweier Menschen heranreicht. Eine Umarmung ist etwas anderes als ein Stück Kuchen.

Nun könnte man einwenden: »Naja, wenn schon keine Umarmung, dann doch wenigstens Kuchen!« Und genau hier liegt meiner Erfahrung nach ein Schlüssel. Denn so merkwürdig es zunächst klingen mag: Die Persönlichkeitsseite in uns, die lieber essen möchte, als den Entbehrungsschmerz zu fühlen, ist genau die innere Position, *die uns im Leiden gefangen hält. Sie gehört zu einem Schmerzvermeidungsmuster, das allein durch sein Vorhandensein die Not aufrechterhält.*

Vermutlich werden Sie, liebe Frau Weiland, nun sagen: »Aber ich spüre doch den Schmerz. Also vermeide ich ihn doch nicht!« Das Entscheidende ist aber nicht, dass wir den Schmerz wahrnehmen. Das Entscheidende ist vielmehr, mit welcher Seite wir uns bei seinem Auftauchen identifizieren. Sind wir mit der Seite in uns identifiziert, die den Schmerz nicht haben möchte, dann vermögen wir ihn zwar zu spüren, aber unsere innere Ausrichtung zielt darauf ab, ihn nicht zu fühlen. Wir begegnen ihm dann nicht, sondern sind vielmehr damit beschäftigt, ihm auszuweichen – zum Beispiel indem wir uns in ein emotionales Essverhalten flüchten.

So kommt es zu dem Phänomen, dass wir manchmal jahrelang emotionalen Schmerz empfinden und dennoch nicht wirklich mit ihm verbunden sind. Meiner Erfahrung nach spielt die Frage »Mit welcher Seite in mir bin ich gerade identifiziert?« eine elementare Rolle für die Lösung eines Essproblems.

Da ich diesen Punkt bei meiner Arbeit mit Menschen als so wichtig erachte, würde ich Ihnen gern dazu ein Beispiel nennen: Mein Klient Andreas litt seit Jahren darunter, dass er keine Partnerin hatte. Alle Versuche, mit einer Frau eine Beziehung zu leben, waren fehlgeschlagen. Sein Schmerz darüber war sehr groß. Um diesen nicht wahrnehmen zu müssen, aß er sehr viel emotional.

Als wir uns gemeinsam auf die Suche nach den Ursachen seiner Essstörung machten, wurde deutlich, dass er dem Trennungsschmerz über den Verlust einer Beziehung bisher nie wirklich Raum gegeben hatte.

> **Wichtig zu wissen:**
> **Mit welcher Seite in mir bin ich eigentlich identifiziert?**

Von außen betrachtet hätte man meinen können, er täte dies, denn es war deutlich, dass er unter der Trennung litt. Aber bei genauerer Betrachtung wurde sichtbar, dass er noch viel mehr damit beschäftigt war, diesem Schmerz mit allen ihm zur Verfügung stehenden Mitteln auszuweichen. Abgesehen davon, dass er viel aß, schaute er auch viele Stunden am Tag Fernsehen und surfte tagelang im Internet durch Partnerbörsen, um von einer nächsten Beziehung träumen zu können. Er befand sich in einem inneren Schmerzvermeidungsmodus.

Von diesem Standpunkt aus fühlte sich Andreas vom Leben schlecht behandelt. Er fand es ungerecht, dass Menschen in seiner Umgebung in einer Beziehung lebten und er nicht. Statt sich seinem Schmerz zuzuwenden und ihn zu fragen, »Warum kommst du eigentlich immer wieder?«, flüchtete er stets in dieselben Handlungsmuster. So konnten sich weder er noch die Beziehungssituation entwickeln. Erst als er innehielt, war es ihm möglich zu spüren, wie viel Angst er vor dem Alleinsein hatte.

Gibt es keine reale Bedrohung, ist die Angst, die wir dennoch vor oder in Situationen empfinden, immer ein Nachhall negativer Erfahrungen aus unserer Vergangenheit. Kinder zum Beispiel sind auf Hilfe von außen angewiesen. Sie sind abhängig von ihren Bezugspersonen und vertrauen darauf, dass diese ihnen in schwierigen Situationen zur Seite stehen und helfen. Unmündig wie sie sind, sind sie auf die Zuneigung ihrer Bezugspersonen geradezu fixiert. Wird ihnen in Situationen, in denen sie emotional überfordert sind, nicht geholfen, sind sie gezwungen, sich wegen des dadurch erzeugten Schmerzes in den Fluchtmodus zu begeben. Das Problem dabei ist: Oftmals behalten sie auch als Heranwachsende oder als Erwachsene diesen kindlichen, emotionalen Fluchtmodus bei.

Bei Andreas bestand die Überforderung in dem für ihn sehr

schmerzhaften Erlebnis, als Kind keinen emotionalen Zugang zu seiner Mutter gefunden zu haben. Sie war Alkoholikerin und dadurch nicht in der Lage, mit Andreas eine stabile emotionale Beziehung zu leben. Nüchtern war sie ihm liebevoll zugewandt. Betrunken war sie unbeherrscht und abweisend. Da Andreas von der Liebe seiner Mutter abhängig war, lernte er, sich ihren Gefühlslagen stark anzupassen. War sie alkoholisiert, versuchte er so unauffällig wie möglich zu sein, um ihren Unmut nicht zu wecken. War sie nüchtern, strengte er sich an, »ein guter Junge« zu sein, um so viel Zuwendung wie möglich von seiner Mutter zu erhalten.

Als Erwachsene können wir Situationen einschätzen und überblicken. Wir können zum Beispiel erkennen, wenn jemand emotional für uns gerade nicht erreichbar ist. Als Kind können wir dies nicht. Andreas hatte als Junge große Angst, dass seine Mutter sterben und er allein zurückbleiben könnte. Da er mit seiner Mutter alleine lebte und es keine andere erwachsene Person gab, die sich seiner emotionalen Überforderung hätte annehmen können, musste er unbewusst Strategien entwickeln, um seine Emotionen zu unterdrücken, die mit der Überforderung einhergingen. Seine permanente Angst davor, allein gelassen zu werden, seine natürliche Wut über die Situation und seine große Traurigkeit darüber, keine schützende Mutter zu haben, musste er, so gut es ging, aus seinem Bewusstsein verbannen. Da er nie die Erfahrung gemacht hatte, auch mit seiner Angst, Wut und Traurigkeit geliebt zu werden und willkommen zu sein, wehrte er diese Empfindungen innerlich ab. Vorhanden waren sie dennoch. Jeden Tag klopften diese Schatten aus seiner Vergangenheit bei ihm an. Die Strategie des emotionalen Essens und viele andere Ablenkungen halfen ihm dabei, ihnen den Eintritt zu verwehren.

Trat nun eine Frau in sein Leben, suchte Andreas unbewusst die Mutter in ihr. Wie früher bestimmte die Gefühlslage seiner Partnerin, wie es ihm ging. Hoffend, dass er bei ihr seinen unerfüllten emotionalen Hunger nach Liebe stillen konnte, nahm er sich für ihre Bedürfnisse stark zurück. Diese Abhängigkeit wirkte auf seine Partnerinnen nicht besonders anziehend. Am Anfang waren sie von seiner Fürsorge und Einfühlsamkeit berührt. Aber die »kindliche Abhängigkeit« zu ihnen stieß sie erotisch irgendwann ab. Somit geschah das, was er durch sein Verhalten unbedingt zu verhindern suchte: Er wurde verlassen. Dieser »Supergau« bewirkte, dass sich seine in der Kindheit unterdrückten Emotionen der Angst, der Wut und der Traurigkeit mit ihrer ganzen Spannungswucht erneut bei ihm meldeten. Das einzige ihm zur Verfügung stehende Instrumentarium, mit diesem starken inneren Stress umzugehen, waren das Essen, das Fernsehen und das Träumen von neuen Beziehungen.

Ich schlug ihm vor, den Moment vor dem Essen, vor dem Fernsehen und vor dem Träumen behutsam zu erkunden. Wichtig war dabei, dass er nicht nur seine Gedanken dazu wahrnahm, sondern seinen ganzen Körper mit einbezog. Was spürte er in diesen Momenten an körperlichen Reaktionen? Gab es zu den aufkommenden Empfindungen Assoziationen oder Erinnerungsbilder? Kamen ihm vielleicht Sätze dazu in den Sinn? Was geschah, wenn er seinem Schmerzvermeidungsmuster nicht sofort folgte, sondern für einen Moment erkundete, was genau er zu vermeiden suchte?

Emotionen, die wir innerlich abwehren, lassen sich nie ganz verbannen. Deshalb lud ich ihn darüber hinaus in der gemeinsamen Arbeit ein, sich das Ende der letzten Beziehung noch einmal zu vergegenwärtigen und dabei den Fokus auf seine innere Wahrnehmung zu richten. Da es in der Natur von biografischen Wunden liegt, dass sie sich in der Gegenwart durch unangenehme und störende Symptome zeigen, führt uns das Wahrnehmen unseres inneren Körpers zwangsläufig zu ihnen.

Nachdem er sich das Ende seiner letzten Beziehung vor Augen geführt hatte, stiegen in ihm verschiedene Sätze auf, die er seiner ehemaligen Beziehungspartnerin gerne gesagt hätte. Ein wiederkehrendes Element dieser Sätze war das Fragen nach dem Warum. »Warum hast du mich verlassen?«, »Warum hast du mir keine Chance gegeben?«, »Warum war ich dir nicht gut genug?« usw.

> Manchmal stecken wir in kindlichen Handlungsmustern fest, ohne eine Ahnung davon zu haben.

Beim Nachspüren dieser Sätze kam in ihm sehr viel Traurigkeit auf. Die Verzweiflung über die Tatsache, dass er verlassen wurde, bahnte sich ihren Weg und führte ihn in die Erinnerungen an seine Kindheit. Nach einiger Zeit ging es nicht mehr um seine Beziehungspartnerin, sondern um seine Mutter. In der darauffolgenden Zeit erlaubte Andreas seinem verlassenen inneren Kind, die Tränen, die Wut und die Angst aus seiner Kindheit zuzulassen. Dies war für ihn wie eine befreiende Katharsis. Zu diesem Prozess gehörte auch die Trauerarbeit darüber, keine unterstützende Mutter gehabt zu haben. Aber dadurch, dass er nun als erwachsener Mann für sein verlassenes inneres Kind mehr und mehr da sein konnte, gab es für die verletzte Persönlichkeitsseite neben der Trauerarbeit auch eine neue wohltuende Erfahrung: einen emotional stabilen zugewandten Kontakt.

In dem Maße, in dem Andreas diese Selbstfürsorge für sich entwickelte, konnte das übermäßige Essen aus seinem Leben weichen. Durch den Raum, den er seinen Emotionen innerlich gab, brauchte er für sie kein abdämpfendes Mittel mehr.

Nachdem er nicht weiter auf eine Schmerzvermeidung fixiert war, konnte er nicht nur sich selbst gegenüber befreit auftreten, sondern auch in Beziehung zu Frauen seine bisherige Position aufgeben.

Lösen wir unsere Identifikation mit der Schmerzvermeidung nicht auf, bestimmt sie auf einer tieferen Ebene unser ganzes Leben. Wir

agieren dann unbewusst wie flüchtende Kinder in einem erwachsenen Körper – hoffend, dass uns von außen Hilfe gewährt wird.

Als Erwachsene fliehen wir oftmals in die Attraktion des Neuen,
glauben, unbedingt irgendetwas Neues haben zu müssen, um uns
besser zu fühlen: ein neues Auto, eine neue Partnerin, einen neuen
Job usw. Oder wir suchen Ablenkung in Suchtmitteln, zu denen in
diesem Fall auch Kuchen und Schokolade gehören. Erst wenn wir
innerlich stehen bleiben, können wir

> **Emotionaler Schmerz löst sich nicht von alleine in Luft auf. Wenn wir nicht stehen bleiben und uns mit ihm beschäftigen, wird er sich immer wieder melden.**

uns aus dieser kindlichen Fixierung lösen, dadurch nachreifen und im
ursprünglichen Sinne erwachsen werden.

Denn emotionaler Schmerz löst sich nicht dadurch auf, dass wir
versuchen, ihn zu meiden oder abzudämpfen. Er klingelt immer
weiter an unsere Bewusstseinstür und hofft, dass wir ihn einlassen. Verharren wir in der Position »Ich will keinen Kontakt zu dir!
Geh weg!«, kann die ihm innewohnende Information nicht bei uns
einziehen. So klingelt er weiter und wir fühlen uns von ihm terro-
risiert.

Nicht selten wird unsere Ablehnung auch von Angst begleitet,
nämlich der kindlichen Angst von damals, den Schmerz nicht aushalten zu können. Deshalb ziehen wir uns weit in unsere inneren
Gemäuer zurück und versuchen, uns mit etwas anderem zu beschäftigen, um das laute Läuten unseres Schmerzes nicht zu hören. Wie
Andreas heben wir zwar den Lautstärkepegel in unserem Mauer-
werk durch Fernsehen oder andere Ablenkungen an, aber das Tür-
schellen lässt sich dennoch dadurch nicht neutralisieren.

Ganz gleich, wie sehr und wie oft wir hoffen, dass der emotionale Schmerz uns endlich in Ruhe lassen möge, er tut es nicht. Er

kann es nicht. Die Information, die er für uns hat, bahnt sich immer wieder ihren Weg zu uns. Nicht um uns zu geißeln, sondern um uns an den Lebensstrom anzubinden.

Im Schmerzvermeidungsmodus mag es sich abwegig anhören, dass uns das Wahrnehmen eines emotionalen Schmerzes mit dem Leben verbinden soll. Aus diesem Modus heraus glauben wir, dass das Leben ja gerade dort ist, wo sich kein Schmerz befindet. Da die emotionale Wunde jedoch im Untergrund pocht, gibt es schmerzfreie Momente nur in den kurzen Augenblicken, in denen wir unser Leid abdämpfen. Weil diese Momente aber nur von kurzer Dauer sind, brauchen wir beispielsweise viel an Nahrungsmitteln, um uns in diesen »Betäubungszustand« zu versetzen.

Fassen wir den Mut, uns nicht immer wieder kurzfristig schmerzunempfindlich zu machen, sondern stehen zu bleiben, können wir die Erfahrung machen, dass sich ein emotionaler Schmerz verändert. Er bleibt nur dann gleich, wenn wir versuchen, vor ihm zu fliehen. Die Erfahrung der Schmerzwandlung ist für Betroffene sehr wichtig. Wahrzunehmen, dass es gerade die Begegnung mit dem Schmerz ist, die ihn wandelt, läutet bei vielen Menschen eine Wende ein.

Wenn wir uns nicht mehr gegen die uns innewohnende Natur der Persönlichkeitsentwicklung wehren, kommen wir uns selbst wieder näher und werden uns dadurch auch mit dem Leben wieder stärker verbunden fühlen. Aus dieser Ruhe heraus erscheinen Situationen unseres Alltagslebens in einem anderen Licht.

Nicht der Schmerz, das Steckenbleiben in ihm ist das Problem.

Das Unerträgliche am emotionalen Schmerz ist also nicht der Schmerz an sich, sondern das Steckenbleiben in ihm. Weil wir uns mit der Schmerzabwehr identifizieren, glauben wir, der Schmerz wäre unser Problem und wir müssten ihm etwas entgegensetzen. Aber dem ist nicht so.

Wenn uns in der Außenwelt etwas fehlt, wie in Ihrem Fall die Sinnlichkeit, liebe Frau Weiland, dann bedeutet die Begegnung mit unserem inneren Selbst aber leider nicht automatisch, dass sich die Bedingungen der Außenwelt zwangsläufig sofort ändern. Aber was wir auf unserer Reise ins innere Ich erfahren, geht so viel tiefer als jeder vordergründige Kuchengenuss, dass sich die Reise allemal lohnt.

Wir befreien uns von all den muffigen Kleidungsstücken, in denen unsere Seele so lange verharren musste. Und das heißt, wir beginnen, uns wieder lebendig zu fühlen.

Ohne die Unerträglichkeit des Schmerzes und somit auch ohne den entsprechenden Fluchtimpuls erlangen wir auch einen freieren Blick auf die Möglichkeiten unserer Gegenwart. Mit erwachsenen Augen können wir mit einem Mal Alternativen wahrnehmen, ob es nicht vielleicht Möglichkeiten gibt, unsere Sinnlichkeit auf eine andere Weise zu leben – zum Beispiel auf Kuschelpartys, beim Biodanza oder bei anderen Gruppen- oder Seminarangeboten, in denen Sinnlichkeit in achtsamer und respektvoller Weise gelebt werden kann.

Im Schmerzvermeidungsmodus werden wir diese Optionen entweder übersehen oder ablehnen, denn zu diesem Modus gehört fast zwangsläufig das Empfinden, in der betreffenden Situation keine Wahl zu haben. Immer wenn wir das glauben, können wir sicher sein, in einer Fixierung festzustecken.

Ich vermute, liebe Frau Weiland, dass Sie in Ihrer jetzigen Situation nicht nur zu viel essen, sondern dass es Sie auch eine Menge Kraft kostet. Ich wünsche Ihnen, dass Ihnen Ihre Sehnsucht nach Sinnlichkeit den Mut verleiht, der Schmerzangst zu begegnen, um aus dieser Position heraus für sich selbst sorgend zu schauen, was Sie als Mensch und als Frau an Seelennahrung brauchen.

In der Hoffnung, dass Sie so neue Handlungsspielräume erfahren und dass Sie alsbald das Leben in einer größeren sinnlichen Tiefe feiern können, verbleibe ich

Ihre
Maria Sanchez

Ich weiß, warum ich esse, aber ich kann es dennoch nicht lassen

In der ursprünglichen Situation präsent sein

Viele Menschen setzen sich seit Jahren mit ihrem Essproblem auseinander. Manche haben bereits mehrere Therapien hinter sich und wissen sehr genau um die Gründe ihrer Essstörung. Dennoch sind sie nicht in der Lage, ihr Essverhalten zu ändern. Meiner Erfahrung nach, die ich in der Begleitung von vielen Betroffenen sammeln durfte, kann es dafür sehr viele individuelle Gründe geben. Aber eine zentrale, häufig feststellbare Gemeinsamkeit besteht darin, dass die meisten Menschen glauben, allein im Erkennen von inneren Zusammenhängen würde bereits die Lösung liegen.

Wenn es um Emotionen geht, sind wir Menschen jedoch sehr vielschichtig ausgerichtet. Sich einer Situation nur bewusst zu sein reicht in der Regel nicht aus, um eine Veränderung herbeizuführen. In der Beantwortung der folgenden Mail, die Herr Köhler mir schickte, gehe ich genauer darauf ein.

Sehr geehrte Frau Sanchez,

ich habe mich schon intensiv mit meinem Essproblem
beschäftigt. Ich bin mir mittlerweile auch sehr
bewusst über die Gründe meiner Essanfälle, kann sie
aber dennoch nicht stoppen. Warum ist das so?

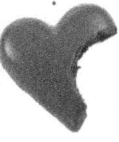

Mit besten Grüßen
Stephan Köhler

Lieber Herr Köhler,

*für mich ist es ein großer Unterschied, ob wir uns einer Situation
bewusst sind oder ob wir in ihr präsent sind. In meiner Arbeit mit
Klienten definiere ich »Sich über etwas bewusst sein« so, dass wir
mental begreifen, was in uns vor sich geht. »Präsent sein« heißt hingegen für mich, dass unser Körper stärker mit einbezogen ist – dass
wir also nicht nur etwas mental erkennen, sondern es vor allem auch
fühlen.*

*Gefühle oder Emotionen wirklich wahrzunehmen ist die ent-
scheidende Voraussetzung, um eine emotionale Essstörung zum
Stillstand zu bringen und heilen zu können. Ansonsten haben wir
am Ende des Prozesses viele großartige Erkenntnisse, aber es verändert sich nichts.*

*Wir können, wie Sie schreiben, lieber Herr Köhler, einen Essan-
fall haben und uns seiner Gründe voll bewusst sein. Es ist möglich,
während wir die Kekse essen, zu denken »Du weißt doch, warum*

du jetzt diesen Essanfall hast. Also tu es nicht!«, aber unsere Hand greift dennoch immer wieder zu.

Man könnte die Situation in einem Bild erklären: Wenn wir einen Essanfall haben und uns bewusst ist, dass wir gerade emotional essen, dann ist es so, als stünden wir auf einem Dach und könnten sehen, was auf der Straße unten vor sich geht. Wir könnten die Abläufe auf der Straße zwar sehr detailliert beschreiben, aber wir würden nicht in das Geschehen eingreifen können, denn wir befänden uns ja auf dem Dach und nicht auf der Straße.

Wenn wir aus unserem emotionalen Essverhalten aussteigen wollen, ist es notwendig, unser Bewusstsein dahingehend zu schulen, dass wir zwei Ebenen gleichzeitig wahrnehmen können.

Um bei dem Bild mit dem Dach zu bleiben: Wir lernen, sowohl auf dem Dach zu stehen – sodass wir einen guten Überblick über das Geschehen auf der Straße haben und uns dadurch sicher fühlen – und gleichzeitig auch auf der Straße zu sein, um dort eingreifen zu können. So beobachten wir uns, während wir gleichzeitig handeln können.

Bezogen auf Ihre Situation würde ich Ihnen, lieber Herr Köhler, gerne Folgendes empfehlen: Stellen Sie beim nächsten emotionalen Essdrang einen Wecker oder eine Eieruhr auf drei bis fünf Minuten. Schließen Sie dann für diese Zeit Ihre Augen, und nehmen Sie nun wahr, welche Signale Ihnen Ihr innerer Körper gerade sendet – was sehen Sie innerlich, was hören, fühlen und denken Sie? Möglicherweise braucht es ein wenig Zeit, bis es Ihnen gelingt, sich auf sich selbst zu besinnen. Versuchen Sie den Fokus vor allem auf das »Spüren« zu legen, ohne die anderen Signale auszublenden. Was nehmen Sie wahr?

Wenn es Ihnen die Situation erlaubt: Sprechen Sie laut aus, was in Ihnen vor sich geht. Das, was Sie in dem Moment fühlen, hören, sehen oder denken, ist genau das, was Sie über das Essen abzudämpfen versuchen. Nehmen Sie beispielsweise eine Unruhe wahr, dann versuchen Sie, diese genauer zu erkunden. Ist sie denn im ganzen Körper spürbar oder nur in bestimmten Regionen? Welche Farbe würden Sie ihr zuordnen?

Wenn diese Unruhe von Sätzen, Tönen oder Geräuschen begleitet wäre, welche wären das? Kennen Sie dieses Unruheempfinden aus Ihrer Vergangenheit? Gibt es vielleicht Erinnerungen, die in Zusammenhang mit ihr in Ihnen aufkommen? Sie können diese Fragen beliebig fortsetzen mit dem, was Sie in Bezug auf die Unruhe interessiert. Wichtig ist: Achten Sie darauf, dass Sie Ihren gesamten inneren Körper in diese Frage-Antwort-Übung mit einbeziehen.

Sollten Sie einen Widerstand spüren, der sich dagegen richtet, dass Sie sich sich selbst zuwenden, und sollten Sie vor dem Ende der Zeit mit dieser kleinen Erkundungsreise aufhören wollen, sprechen Sie auch dies laut aus und nehmen Sie bitte wahr, wie sich dieser Widerstand in Ihrem inneren Körper offenbart – welche Sätze tauchen auf, welche Gedanken, welche Bilder usw. Es geht darum, diese »Opposition« in Ihnen nicht zu verdrängen, sondern sie mit in die Präsenz zu nehmen.

Die Erkundung von Widerständen ist meiner Erfahrung nach bei der Arbeit mit sich selbst ausgesprochen wichtig. Sie beinhalten häufig wertvolle Botschaften, wie zum Beispiel versteckte Ängste.

Wenn das, was in uns bei einem Essanfall vor sich geht, präsent sein darf, braucht es kein Essen mehr, um die unangenehmen Empfindungen abzudämpfen. Erst dann kann der Essdruck nachlassen.

> Es geht nicht darum, den inneren Widerstand niederzuringen. Erst indem wir ihn bezeugend zulassen, beginnt er sich zu wandeln.

Vielleicht haben Sie Lust, lieber Herr Köhler, dieses »Dach-Stra-ßen-Experiment« einmal auszuprobieren. Sollte es Ihnen anfangs Schwierigkeiten bereiten, versuchen Sie es mehrfach. Es braucht Übung. Ich würde mich freuen zu hören, wie es Ihnen ergangen ist.

Herzliche Grüße aus Hamburg sendet Ihnen
Ihre
Maria Sanchez

Wenn der eigene Antrieb fehlt
Den Kontakt zu unserer Urkraft finden

Wenn wir uns etwas vornehmen und es dann nicht umsetzen können, fühlen wir uns schnell als disziplinlose Versager. Dass dabei
jedoch ganz andere Dynamiken in uns eine Rolle spielen können,
davon handelt die Beantwortung des nächsten Hörerbriefes.

Liebe Frau Sanchez,

ich habe eine Frage zum Thema »Motivation«. Ich
nehme mir oft etwas vor und mache es dann nicht.
Ich weiß genau, dass es mir gut tun würde, und
verstehe nicht, weshalb ich mich im entscheidenden
Moment nicht dazu aufraffen kann. Abgesehen
davon, dass ich zu viel esse, esse ich zum Beispiel
auch Nahrungsmittel, die mir nicht gut bekommen.
Immer wieder nehme ich mir dann vor, frische
Lebensmittel zu kaufen. Das mache ich dann ein,
zwei Mal und lasse es dann wieder sein.
Auch bei Übungen, die ich für mich machen möchte,
fehlt mir im entscheidenden Augenblick die Motivation. Das ärgert mich dann so. Aber ganz gleich, wie
oft mein Verstand mir sagt, was gut für mich wäre, ich
kann es einfach nicht umsetzen. Warum ist das nur so?

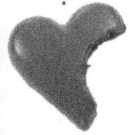

Martina Brandt

Liebe Frau Brandt,

um zu verstehen, warum wir manchmal Schwierigkeiten haben, uns zu motivieren, kann es hilfreich sein, uns zu vergegenwärtigen, was die Wurzel unserer Motivationskraft ist. Für etwas motiviert zu sein, hat etwas mit unserem Wollen zu tun.

Dieses Wollen hat seinen Ursprung nicht in einem mentalen Konzept, sondern ist vom Beginn unseres Lebens an tief in uns angelegt. Zunächst sind wir uns dessen nicht bewusst. Anfangs entspringt unser Wollen einem archaischen Überlebenstrieb. So schreien wir als Baby, weil wir nach Nahrung verlangen. Wir wollen leben. Dieses Ur-Wollen ist gleichzeitig auch die Ur-Motivation, die uns ins Leben hineinruft.

Jeder Antrieb, in unserem späteren Leben Dinge zu tun, die uns in unserem Kern befriedigen, entspringt der Anbindung an diese ursprüngliche Kraft, die übrigens nicht mit der herkömmlichen Bedeutung des Wortes »Willenskraft« gleichzusetzen ist. Es ist die Kraft, die uns hilft, uns aus unserem Wesenskern heraus zu entfalten.

Etwa ab dem dritten Lebensjahr bildet sich unser Ich-Bewusstsein aus. Von da ab stehen wir vor der großen Aufgabe, eine bewusste Brücke zwischen uns und den anderen Menschen zu schlagen. Durch den Kontakt zu anderen Menschen lernen wir, die Kraft unseres archaischen Wollens differenzierend zu verfeinern und mit der Welt in Einklang zu bringen.

Ein Aspekt dieses Verfeinerungsprozesses liegt zum Beispiel darin, Erwachsenen Fragen zu stellen. Wenn wir als Kinder Dinge hinterfragen, tun wir dies aus der Ur-Motivation heraus, uns entwickeln zu wollen. Wir versuchen, auf diesem Weg die Welt zu verstehen, um uns somit in ihr positionieren zu können. Indem wir uns fragend an unsere Bezugspersonen richten, sind sie unsere Kontakt- und Anlaufstelle für unseren Brückenbau. Wir benötigen ihre Hilfe, um uns mit anderen in der Welt verbinden zu können.

Leider erleben viele Kinder, dass ihre Fragen und damit ihr Wollen nicht willkommen sind. Sie machen die Erfahrung, dass ihre Neugierde von ihren Bezugspersonen nicht unterstützt und gefördert wird. Das ist für Kinder eine sehr schmerzhafte Erfahrung. Denn so wird ihre lebendige Entfaltungskraft ausgebremst. Warum tun Eltern so etwas? Eine mögliche Erklärung: Wenn Eltern aufgrund ihrer eigenen Biografie nicht gelernt haben, ihr eigenes Wollen mit der Welt zu verbinden, ist es für sie oft sehr schwierig, den gesunden Einklang zwischen der Wollenskraft ihres Kindes und seiner Umwelt zu fördern.

Aber auch andere Erlebnisse, die Kinder mit ihren Eltern und ihrem engeren Umfeld machen, lassen sie erfahren, ob sie mit ihrem sich entfaltenden Sein willkommen sind oder nicht. Sind sie es, lernen sie durch die Sicherheit, die ihnen ihre Eltern geben, auf der Basis ihrer ureigenen Natur »Ja« bzw. »Nein« zu sagen. Dadurch entwickeln sie die Fähigkeit, die Urkraft ihres Wollens mit ihren Wünschen und ihren Aufgaben in Einklang zu bringen.

> **Kinder, die sich mit ihrer Wollenskraft nicht entfalten können, leiden. Manchmal ein Leben lang.**

Machen Kinder jedoch die Erfahrung, dass ihre ureigene Entfaltung und damit ihr tiefstes Wollen in ihrer familiären Welt keinen Platz findet, ist dies für sie sehr schmerzhaft. Denn um sich ihrer Familie anpassen und in ihr leben zu können, müssen sie in dem Fall den Kontakt zu ihrer ureigensten Kraft – und damit zu ihrem tieferen Sein – kappen. Manche Menschen verbinden deshalb mit ihrer Persönlichkeitsentfaltung aufgrund dieser frühen Erfahrung Leid.

Da sie diesen Schmerz zu vermeiden versuchen, verdrängen sie ihn. Ohne den Kontakt zu ihrer Urkraft können sich die Betroffenen aber nicht für das, was sie für ihr Seelenwohl brauchen, einsetzen. Dies ist einer der Gründe, weshalb es bei manchen Menschen den Anschein hat, als würden sie sich selbst dabei boykottieren, ihre Kraft zu leben und zu entfalten.

Wenn wir unsere Ur-Motivation nicht mit unserer Entfaltung in der Welt verbinden können, ist diese zwar lebenslang im Hintergrund vorhanden, aber die Ebenen des Wollens und des Handelns sind dann nicht miteinander verbunden. Und so können unsere Wünsche keine ausreichende Anbindung an unsere tiefste Motivationsquelle herstellen. Die Folge ist: Wir können unsere eigenen Anliegen nicht oder nur sehr schwer in Handlungen umsetzen.

Als Kind spüren zu müssen, dass wir in unserem tiefsten Sein und damit auch mit unserer Entfaltungskraft in unserem engeren Umfeld nicht angenommen werden, ist wegen der großen Abhängigkeit von unseren Bezugspersonen eine sehr bedrohliche Lebenserfahrung. Wenn wir uns von uns selbst distanzieren müssen, um in unserer Familie leben zu

Und so setzt sich der schmerzhafte Teufelskreis immer weiter fort.

können, verlieren wir innerlich den Kontakt zu unserer Basis und damit auch unsere innere Orientierung und unseren Halt. Dies ist für Kinder ein sehr schwer aushaltbarer Zustand. Manche Menschen geben sich als Folge dessen innerlich ein Stück weit auf. Sie resignieren. Um noch irgendeinen Halt finden zu können, richten sie ihre Hauptaufmerksamkeit fortan nach außen. Das heißt, sie orientieren sich an dem, was andere tun oder von ihnen erwarten.

Die innere Halt- und Orientierungslosigkeit und damit auch die Abhängigkeit von der Außenwelt erzeugt bei den Betroffenen eine andauernde innere Spannung. Sie können nicht in sich selbst ruhen.

Deshalb benötigen sie etwas, das ihnen hilft, einen Ausgleich dafür zu erhalten. Und genau an diesem Punkt kommt für viele das emotionale Essen ins Spiel.

Neben der Resignation können Kinder unbewusst auch einen anderen Weg einschlagen, um mit dieser schwierigen Situation umzugehen: Sie schalten in einen Kampfmodus und kämpfen sich fortan durchs Leben. Nach außen hat es den Anschein, als verfügten sie über große Umsetzungskraft, denn sie leisten und erreichen viel. Aber die Quelle ihrer Motivation ist nicht verbunden mit ihrer inneren Entwicklungskraft, sondern mit Angst – nämlich der Angst zu versagen und dadurch der inneren Haltlosigkeit zu erliegen. Sie stecken in einem Überlebensprogramm fest. Deshalb können sie innerlich auch nicht zur Ruhe kommen.

Die Wandlung ihres archaischen Wollens in eine verfeinerte bewusste Entfaltungskraft hat bei ihnen nicht stattgefunden. Da Kämpfen ausgesprochen anstrengend ist, weisen Menschen, die sich in diesem ewigen Kampfmodus befinden, häufig ein Suchtverhalten auf. Auch hier nutzen manche das emotionale Essen als Suchtmittel, das ihnen hilft, ihren durch den Kampfmodus übererregten Organismus immer wieder kurzzeitig zu entspannen.

Wer kämpft, kann sich nicht entfalten.

Obwohl sich diese Personen, was ihr nach außen gerichtetes Handeln betrifft, gut motivieren können, ist es ihnen nicht möglich, diese Motivation auch für die Beendigung ihrer Suchtstruktur zu entfalten. Der Grund dafür liegt darin, dass ihre Sucht die Kehrseite ihres Kampfmodus ist. Beide Seiten bedingen einander. Selbst wenn es ihnen bei einer Sucht gelänge, würden sie alsbald einer neuen verfallen oder eine andere bestehende würde sich verstärken. Denn kämpfen und sich innerlich entfalten, das geht nicht nebeneinanderher.

Wenn Sie schreiben, liebe Frau Brandt, dass Sie Ihre Wünsche oder Sehnsüchte nicht in Handeln umsetzen können, könnte es gut sein, dass die innere Anbindung zu ihrer Ur-Motivationskraft aufgrund von schmerzhaften Erfahrungen in der Vergangenheit gekappt ist. Die gute Nachricht ist: Wir können uns auch als Erwachsene mit ihr rückkoppeln. Solange wir leben, steht uns diese Urkraft zur Verfügung.

Was es dazu braucht, ist die Beschäftigung mit den frühen Erfahrungen in Bezug auf unser Wollen. Deshalb schlage ich Ihnen vor, sich in den nächsten Tagen ein wenig Zeit zu nehmen und darüber nachzusinnen, wie in Ihrer Familie mit Ihrer kindlichen Neugierde und Ihrem kindlichen Wollen umgegangen wurde. Welche Erinnerungen haben Sie daran?

Wenn Sie heute der kleinen Martina begegnen würden, die mit ihrer Neugierde in die Welt möchte, um sich in ihr zu erfahren: Wie würden Sie ihr als unterstützende Erwachsene begegnen? Was würden Sie ihr sagen? Wie würden Sie sie liebevoll ermutigen?

Eine Möglichkeit, sich dieser kindlichen Persönlichkeitsseite anzunähern, besteht darin, einen ganzheitlichen Dialog mit ihr zu führen. Manchen Menschen hilft es, wenn sie sich ein Symbol für ihr verunsichertes inneres Kind zur Hand nehmen. Einige wählen dafür eine Puppe, ein Stofftier, ein Kissen oder, wenn man diese Dialoge auch außerhalb der Wohnung führen möchte, einen Ring, eine Kette oder auch ein Tuch. Dadurch, dass wir mithilfe eines Symbols von außen auf eine Persönlichkeitsseite von uns schauen können, kreieren wir automatisch zwei Positionen:

1. *die Position des verunsicherten, verletzten Kindes in uns – symbolisiert beispielsweise durch ein Halstuch und*
2. *die Position als erwachsene Person, die auf das Kind (auf das Symbol) schaut.*

Natürlich sind wir selbst alle diese Persönlichkeitsseiten. Das Arbeiten mit Symbolen kann aber sehr hilfreich sein, um uns die komplexen Ausdrucksformen unseres Ichs zu veranschaulichen und dadurch leichter zu ordnen. Manch einer empfindet es vielleicht als stimmiger, den Dialog in Gedanken oder in schriftlicher Form zu führen. Schauen Sie einfach, liebe Frau Brandt, was sich für Sie richtig anfühlt.

Einen ganzheitlichen Dialog zu führen bedeutet, dass die Antworten nicht nur über die Gedanken zu uns kommen, sondern auch über unsere inneren Sinne. Vielleicht erhalten wir eine Antwort beispielsweise über ein Bild oder eine Empfindung.

Was würde Ihnen die kleine Martina über ihre Motivationsschwierigkeiten erzählen? Wie fühlt sich dieses Mädchen, und was braucht es? Wichtig für den Kontakt mit ihr ist zu überprüfen, ob Sie sich ihr auf eine offene oder auf eine ergebnisfixierte Weise nähern. Ergebnisfixiert würde bedeuten, dass Sie ihr deutlich machen, dass sie anders sein muss, als sie sich gerade zeigt – nach dem Motto: »Ich will, dass du tust, was ich möchte, und dass du so bist, wie ich dich haben will!« Meistens hängen wir anfangs in diesem ergebnisfixierten Denken fest. Wir kennen in der Regel nichts anderes. Sollten Sie bemerken, dass Sie sich ihrer kleinen Martina auf diese Weise nähern, ist das nicht verkehrt. Auch diese Persönlichkeitsseite in Ihnen hat gute Gründe, warum sie sich im Laufe Ihres Lebens entwickelt hat. In dem Fall möchte ich Ihnen empfehlen, diese fordernde Seite in Ihnen in den Dialog mit einzubeziehen. Taucht sie auf, kann man auch für diese Persönlichkeitsseite ein Symbol zur Hand nehmen und ihr beispielsweise Fragen nach dem »Warum« stellen: »Warum möchtest du, dass die kleine Martina tut, was du willst?«, »Wann kamst du in Martinas Leben?«, »Gab es jemanden im familiären Umfeld, für den es früher einmal wichtig war, dass sie macht, was er wollte?« und so fort.

Den bewussten Dialog mit den inneren Persönlichkeitsseiten empfinden viele Menschen als sehr wohltuend. Unbewusst sind wir den ganzen Tag mit uns im Gespräch. Unsere Persönlichkeitsseiten kommunizieren ständig miteinander. Normalerweise bekommen wir dies nur nicht mit. Dieses Gespräch nun unter einer bewussten inneren Zeugenschaft ablaufen zu lassen kann sehr hilfreich sein, um Bewegung in eine festgefahrene Situation, wie in Ihrem Falle Ihre Motivationsproblematik, zu bekommen.

Auf meinem persönlichen Essensheilungsweg waren mir diese »ganzheitlichen inneren Dialoge« eine große Stütze und auch in der Arbeit mit meinen Klienten wende ich sie häufig an.

Wenn Sie Ihre kleine Martina mehr in den Fokus nehmen, werden möglicherweise Verunsicherungen und Ängste aufkommen. Aber

Auch Helden haben Angst! Aber sie laufen nicht weg.

wie bei einer Heldenreise ist das Entscheidende nicht, keine Angst zu haben – denn auch ein Held hat Angst, wenn er mit bedrohlichen Herausforderungen konfrontiert wird –, das Entscheidende ist vielmehr, dass er nicht davonläuft. Das Entscheidende ist, dass er sich trotz und mit seiner Angst den Herausforderungen stellt.

Mit Ihnen als bewusster Erwachsener an Ihrer Seite hat Ihr verlassenes inneres Kind die Möglichkeit, seine Heldenreise ins Leben anzutreten und somit sein Ur-Wollen mit der Welt neu verbinden zu können. Ich wünsche Ihnen, liebe Frau Brandt, dafür viele heilende Dialoge und nährende Erfahrungen mit Ihrem sich ins Leben sehnenden inneren Kind.

Ihre
Maria Sanchez

Der Kampf hört einfach nicht auf
Die Gefahr der Suchtverlagerung

Wenn wir mit Hilfe von reglementierenden Maßnahmen wie einer Diät, einer Ernährungsumstellung oder Sport abnehmen, heißt dies noch lange nicht, dass wir danach zur Ruhe kommen. Die folgende Mail veranschaulicht sehr eindrücklich, wie uns, trotz einer großen Gewichtsabnahme, die lang ersehnte Freude darüber verwehrt bleiben kann.

Liebe Frau Sanchez,

durch eine Ernährungsumstellung und Sport habe ich innerhalb von 16 Monaten 32 Kilo abgenommen. Man könnte meinen, dass sei ein Grund zur Freude, aber das Problem ist, dass ich meine Gewichtsabnahme nicht richtig genießen kann. Der Grund dafür ist, dass ich panische Angst davor habe, wieder zuzunehmen. Ich habe sehr viel Sport gemacht, um mein Ziel zu erreichen. Mein Freund glaubt sogar, ich sei sportsüchtig geworden. Vielleicht hat er recht, denn ich kann keinen Tag mehr ohne Bewegung sein; nicht aus Freude, sondern aus Angst davor, dass mein Gewicht wieder steigen könnte.
Selbst wenn ich erkältet bin oder völlig erschöpft, muss ich am Tag mindestens meine 90 Minuten joggen. Da meine Ernährung langsam kippt, weil meine

Gier nach kalorienreichem Essen wieder steigt und ich den Plan nicht mehr richtig einhalten kann, klammere ich mich noch stärker an den Sport. In der Vergangenheit habe ich schon mehrfach sehr viel abgenommen, aber nach einiger Zeit waren alle Kilos immer wieder drauf. Ich möchte das nicht wieder erleben! Ich weiß aber auch, dass ich mein Sportpensum nicht auf Dauer durchhalten kann. Meine Verzweiflung ist wirklich groß! Können Sie mir helfen?

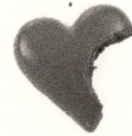

Claudia Lindau

Liebe Frau Lindau,

es ist deutlich zu spüren, unter welchem Druck Sie stehen. Es muss für Sie sehr schmerzhaft sein, sich Ihrem Essverhalten erneut ausgeliefert zu fühlen. Die Angst davor, dass sich nach dieser erheblichen Gewichtsabnahme der Zeiger auf der Waage wieder nach oben bewegen könnte, wogegen Sie sich mit Hilfe eines Ernährungs- und Sportplans verzweifelt wehren, ist sicher sehr kräftezehrend und frustrierend.

Leider ist es keine Seltenheit, dass Menschen den Zwang zum emotionalen Essen gegen eine andere Fessel eintauschen. Bei Ihnen scheint es der Sport zu sein.

Wenn sich eine Suchtstruktur nicht auflöst, sondern genau genommen nur verlagert, gelingt es den meisten Menschen auf Dauer nicht, den Tausch beizubehalten. Aber auch diejenigen, denen es gelingt, fühlen sich danach häufig noch immer nicht frei, denn sie befinden sich ja weiterhin im Kampf mit sich selbst – jetzt nur auf einer anderen Bühne.

Das Problem ist, dass das Gewicht, das wir durch Sport, Diät oder eine Ernährungsumstellung erreicht haben, nicht unserem inneren Gewicht entspricht. Wäre unsere äußere schlanke Figur mit unserer inneren Gewichtsstruktur eins, müssten wir uns nach dem Abnehmen nicht zum Sport zwingen, um schlank zu bleiben. Wir könnten unser Gewicht dann völlig entspannt und ohne vorgegebenen Plan halten. Wie natürlich *schlanken Menschen wäre es uns dann möglich, dem Essen und dem Sport, jenseits jeglicher Gewichtskontrolle, unbefangen begegnen zu können – ohne Zwang und ohne Druck.*

Nun haben Sie geschrieben, dass Sie eine größere Gewichtsab- und -zunahme leider bereits kennen. Die Gefahr, dieses Auf und Ab erneut zu erleben, ist tatsächlich gegeben, liebe Frau Lindau. Denn die Ursache für Ihr emotionales Essproblem ist bisher offenbar noch nicht erkundet worden. Da Sie sich Ihrem Essdruck noch so stark ausgeliefert fühlen, scheint die Frage: »Warum esse ich eigentlich mehr, als mein Körper benötigt?« noch weitestgehend unbearbeitet im Raum zu stehen.

Es ist der tiefere Grund Ihres Essproblems, der sich immer wieder über die verstärkte Gier nach kalorienreichen Nahrungsmitteln bei Ihnen bemerkbar macht. Wäre Übergewicht die Ursache Ihres Leidens, hätte sich diese Ursache nach Ihrer Gewichtsabnahme ja aufgelöst, und Sie hätten endlich Ruhe. Aber bisher ist diese so erhoffte Ent-

Die Kilos sind nicht der Grund unseres Essproblems. Sie sind nur das Symptom.

spannung in Ihr Leben noch nicht eingezogen. Das heißt aber keineswegs, dass dies auch zukünftig so bleiben muss.

Auch wenn sich Ihre Situation im Augenblick schlimm anfühlen mag, es gibt einen Ausweg aus dem kraftraubenden Teufelskreis. Aber dieser basiert nicht auf einem Kampf gegen uns selbst.

Einen Krieg zu führen gegen unseren Drang, ohne Hunger essen zu wollen, erzeugt immer nur weiteren Krieg – wie Sie ja selbst mehrfach haben erfahren müssen. Was es braucht, ist ein Interesse, unserem inneren Essdruck auf den Grund zu gehen. Was hat unser biologisches Gleichgewicht von Hunger und Sattsein, mit dem jeder von uns geboren wurde, außer Kraft gesetzt? Welchen seelischen Hunger versuchen wir zu stillen, wenn unser Körper längst satt ist?

Erst wenn wir uns mit diesen Fragen tiefergehend beschäftigen, können wir die Gründe für unser emotionales Essverhalten erkunden und sie zu bearbeiten beginnen. Erst dadurch kann sich auch unser psychisches Gewicht verändern.

Auf diese Weise werden wir zunächst einmal die inneren Kilos verlieren müssen, damit sich langsam parallel dazu die äußere Gewichtsabnahme zeigen kann. Dieser Weg dauert zwar länger, weil wir nur so schnell vorangehen können, wie unser inneres Tempo es zulässt. Aber der Verlust dieser Pfunde ist dauerhaft, denn er wurde nicht künstlich durch einen Plan erreicht, sondern durch ein inneres, authentisches Gesunden.

Was haben wir zu verlieren, wenn wir diesen neuen Weg gehen? Wenn wir all die Jahre des Zu- und Abnehmens zusammenzählen, was haben uns unsere bisherigen Bemühungen unter dem Strich denn gebracht?

Gehen wir einen neuen Weg! Wir haben nichts zu verlieren. Der alte Weg hat uns nicht vom emotionalen Essen befreien können.

Wie Sie schreiben, liebe Frau Lindau, haben Sie Angst, wieder zuzunehmen, und das ist verständlich. Aber mir scheint, dass die Stelle, an der Sie zurzeit stehen, entweder ein Wende- oder ein Wiederholungspunkt sein kann. Und

weil Sie nicht nach einer Wiederholung Ihrer Erfahrungen streben:
Wie könnte dann ein erster Schritt in Richtung Wendepunkt aus-
sehen?

Da das emotionale Essen Bestandteil unserer bisherigen Denk-
und Fühlstruktur ist, kann es für die Lösung unseres Essproblems
sehr hilfreich sein, uns mithilfe unserer Imagination jenseits unserer
bekannten Persönlichkeitsstruktur zu erfahren.

Wir Menschen verfügen über erstaunliche Möglichkeiten, Infor-
mationen über uns zu erhalten, wenn wir uns erlauben, uns mithilfe
unserer Kreativität innerlich mehr Raum zu geben. So wie wir als
Kinder beim Spielen in verschiedene Rollen geschlüpft sind, um uns
mehr ausleben zu können, können wir auch als Erwachsene diesen
Weg nutzen, um uns umfangreicher zu erfahren. Gerade wenn es
um schwierige Emotionen geht, kann die Annäherung an sie mittels
unserer Kreativität sehr hilfreich sein. Wichtig ist: Nicht unser Ver-
stand bestimmt den Imaginationsfluss, sondern unser innerer Kör-
per. Er sendet uns von Moment zu Moment die Bilder, Bewegungen,
Sätze, Töne und Empfindungen, die für unseren inneren Prozess von
Bedeutung sind. Die Übung, die ich Ihnen gleich vorstellen möchte,
bezieht diesen Imaginations-Aspekt mit ein.

Natürlich kann eine einzelne Übung eine jahrelang bestehende
Essstörung nicht verändern, auch wenn wir uns dies in Zeiten gro-
ßer innerer Not so sehr wünschen. Aber sie kann uns einen Eindruck
von einer anderen Herangehensweise an unser Essproblem vermit-
teln. Sie kann uns inspirieren, uns auf eine andere Weise als bisher
zu begegnen – nämlich mit Liebe und Interesse, statt mit Disziplin
und Härte.

Da für viele Menschen die Annäherung an ihre Emotionen he-
rausfordernd ist, sollten Sie bei der Übung langsam vorgehen. Sollte
Ihnen irgendetwas zu viel werden, beenden Sie die Übung, indem

Sie die Augen öffnen und sich wieder im Zimmer orientieren. Strecken Sie sich dann ein wenig und trinken Sie einen Schluck Wasser. Es ist wichtig, dass Sie das Tempo bestimmen. Deshalb achten Sie bitte auf die für Sie richtige Geschwindigkeit.

Innerhalb der Übung werde ich Ihnen Fragen stellen. Lassen Sie diese einfach auf sich wirken und nehmen Sie wahr, was daraus entsteht. Wenn Sie allerdings Impulse wahrnehmen sollten, sich selbst andere Fragen stellen zu wollen, dann folgen Sie diesen. Niemand weiß besser, was für Sie gut und stimmig ist, als Sie selbst!

Lesen Sie bitte zunächst einmal die gesamte Übung durch, damit Sie sich im Ablauf sicher fühlen. Gern können Sie die Übung auch im Beisein einer Vertrauensperson durchführen. In diesem Fall wäre es schön, wenn die betreffende Person Ihnen die folgenden Schritte vorlesen würde.

- Stehen Sie im Raum, und schließen Sie die Augen.
- Stellen Sie sich nun vor, Sie wären sehr übergewichtig. Übertreiben Sie in dieser Gewichtsvorstellung stark. Fühlen Sie Ihren korpulenten Bauch, Ihre korpulenten Arme, Beine usw. Sollte es Ihnen Probleme bereiten, sich übertrieben übergewichtig zu erleben, erkunden Sie diese Schwierigkeit und sprechen Sie sie laut aus (zum Beispiel: »Ich möchte mit dem Dicksein nichts zu tun haben!« usw.). Sollte der Widerstand zu groß sein, um dem weiteren Ablauf folgen zu können, widmen Sie sich für ein paar Tage dieser Abwehr, indem Sie alles äußern, was diese ablehnende Seite in Ihnen zu sagen hat. Auch die Persönlichkeitsseite, die große Probleme mit der Vorstellung hat, übergewichtig zu sein, hat ein Recht darauf, gesehen, gehört und gewürdigt zu werden. Fahren Sie mit der Übung bitte erst fort, wenn sich auf diesem Weg die ablehnende Seite in Ihnen etwas beruhigen konnte.

- *Verkörpern Sie nun das sehr starke Übergewicht, indem Sie sich wie eine Person im Raum bewegen, die sehr übergewichtig ist. Wie geht sie? Wie steht sie? Welche Körperhaltung hat sie? Tun Sie dies einige Minuten lang.*

- *Fragen Sie sich dann, während Sie sich wie eine stark übergewichtige Person bewegen: Was assoziieren Sie mit den Bewegungen, mit der Körperhaltung usw.? Oder anders gefragt: Welches Tier, welche Naturkraft oder welche Märchen- oder Fantasiefigur bringen Sie damit in Verbindung? Lassen Sie Ihrem Imaginationsfluss freien Lauf.*

- *Erlauben Sie sich nun, zu diesem Tier, dieser Naturkraft oder dieser Märchen- oder Fantasiefigur zu werden. Bewegen Sie sich wie sie, tönen Sie wie sie. Erlauben Sie sich, für einen Moment ganz diese Kraft, diese Figur oder dieses Tier zu sein. Ganz spielerisch, wie ein Kind.*

- *Nachdem Sie einige Minuten dieses Tier, diese Kraft oder diese Figur verkörpert haben: Für welche positive/n Eigenschaft/en steht dieses Wesen? Benennen Sie diese (bei der Assoziation eines Elefanten könnte die Eigenschaft zum Beispiel »Kraft« lauten).*

- *Wenn Sie nun eine dieser positiven Eigenschaften ausdrücken könnten, wie würden Sie dies in einer Körperbewegung oder Körperhaltung tun? Werden Sie für einen Moment ganz zu dieser Eigenschaft.*

- *Bleiben Sie so lange in der Verkörperung dieser positiven Eigenschaft, wie es sich für Sie stimmig anfühlt.*

- *Beenden Sie dann die Übung, indem Sie die Augen öffnen und sich im Zimmer, in dem Sie sich befinden, orientieren. Trinken Sie anschließend einen Schluck Wasser. Fragen Sie sich nach der Übung: Wie würde sich Ihr Leben verändern, wenn Sie in Ihrem*

Alltag diese Eigenschaft mehr leben würden? Und welche Persönlichkeitsseite von Ihnen hätte etwas dagegen, das zu tun? Was wäre Ihre Befürchtung, wenn Sie diese Eigenschaft in Ihrem Alltag mehr lebten? Beziehen Sie auch hier Ihren inneren Körper für die Antwort mit ein. Das heißt, achten Sie bitte im Hinblick auf die Antwort neben den aufkommenden Gedanken auch auf Empfindungen, Bilder, Bewegungen, Töne und Sätze.

Welche Eigenschaft auch immer Sie bei dieser Übung herausgefunden haben, Ihr Drang, emotional essen zu wollen, ist damit verbunden. Unser Essdruck entsteht immer an der Schnittstelle, an der sich einerseits etwas in uns entwickeln möchte, und sich andererseits diese Entwicklung aufgrund unserer bisherigen Denk- und Fühlstrukturen nicht ungehindert vollziehen kann. Dies erzeugt in uns Stress, den wir dann mit Essen abzudämpfen versuchen. Auf der einen Seite steht unser natürlicher Entwicklungsdrang, neue Eigenschaften in unsere Persönlichkeit zu integrieren, auf der anderen Seite steht unsere Angst vor diesem Schritt. Diese Angst resultiert aus unseren biografischen Erfahrungen.

Um es an einem Beispiel zu demonstrieren: Nehmen wir an, wir haben durch die Übung herausgefunden, dass es bei uns um die Eigenschaft »Kraft« geht. Unser Essproblem hängt in dem Fall also damit zusammen, dass wir unsere Kraft nicht ausreichend in uns leben. Haben wir aufgrund unserer Lebensgeschichte die negative Erfahrung mit dem Ausleben unserer Kraft gemacht – zum Beispiel dadurch, dass wir ein sehr kraftvolles und aufgewecktes Kind waren und unsere Eltern mit unserer Lebendigkeit überfordert waren –, kann es gut sein, dass wir in Bezug auf das Ausleben unserer Kraft die negative Meinung gebildet haben: »Ich bin anderen zu viel! Wenn ich meine Power auslebe, halten mich die anderen nicht aus!«

Diese negative Meinung hat uns geholfen, uns unserem familiären Umfeld anzupassen. Da diese Kraft jedoch zu unserem Wesenskern gehört, wird sie nicht aufhören, sich immer wieder bei uns zu melden, bis wir sie in uns integriert haben.

Bei emotionalen Essern ist es der Essdruck, der anzeigt, dass sich die Persönlichkeit um bestimmte Eigenschaften erweitern möchte. Man könnte folgerichtig sogar sagen: Bei unserem Essproblem trifft unsere Zukunft auf unsere Vergangenheit. Analog zu unserem Beispiel hieße dies: Wann könnte der Essdruck aus meinem Leben gehen? Wenn ich mich weiterentwickle und meine Kraft mehr leben kann (Zukunft). Was hindert mich daran? Meine biografischen Erfahrungen (Vergangenheit). Um aus dem Teufelskreis des emotionalen Essens aussteigen zu können, braucht es also sowohl das Herantasten an diese Kraft – zum Beispiel mithilfe der eben aufgeführten Übung – als auch die liebevolle Hinwendung zu meiner ängstlichen Seite.

Nun hängt es davon ab, was Sie während der Übung als Eigenschaft erkunden konnten und was bei Ihnen biografisch gegen die Entwicklung dieser Eigenschaft steht, um den anschließenden Schritt gehen zu können. Meine Erfahrung ist, dass das Essproblem nicht stereotypisch, sondern nur individuell gelöst werden kann. Denn das Entscheidende dabei ist, dass immer Sie das Steuer in der Hand halten.

Ausgehend von dem, was ich in Ihrer Mail gelesen und dabei empfunden habe, glaube ich, dass es für einen Wendepunkt wichtig ist, kleinere, aber dafür sorgfältigere Schritte zu gehen. Es geht nicht um eine weitere Symptombehandlung durch eine schnelle neue reglementierende Maßnahme. Angesichts der Angst zu ertrinken umgehend nach Rettungsringen zu greifen, diesen Mechanismus kennen Sie bereits sehr gut. Mit noch mehr Sport oder noch mehr

Essensreglementierungen wird Ihre Angst, an Gewicht zuzunehmen, jedoch nicht weichen können. Nicht weil diese Angst Sie ärgern will, sondern weil sie Sie auf einen inneren notwendigen Entwicklungsschritt hinweist, um irgendwann innerlich mehr in Frieden und Freiheit leben zu können. Innere Entwicklungen sind nie gegen uns.

Ich möchte Sie gern einladen, mir noch einmal zu schreiben, liebe Frau Lindau, und mir über Ihre Übungserfahrungen zu berichten. So können wir dann gemeinsam schauen, wie der nächste Schritt in Richtung »Schwimmen lernen« aussehen kann.

Ich freue mich, von Ihnen zu hören und sende Ihnen sehr herzliche Grüße

Ihre
Maria Sanchez

Essen aus Protest
Den versteckten Widerstand entdecken

Manchmal scheint es, als würden wir uns bei unserem Wunsch abzunehmen, selbst sabotieren. Allein das Vorhaben, Gewicht zu verlieren, setzt bei manchen emotionalen Essern einen unbewussten Prozess in Gang, der zum gegenteiligen Effekt führt. Sie beschäftigen sich mit ihrem Essverhalten, aber statt abzunehmen, nehmen sie zu.

Eine weitere Variante dieser scheinbar selbst-sabotierenden Mechanismen besteht darin, dass die Betroffenen zwar immer wieder ein paar Pfunde verlieren, jedoch nie eine bestimmte Gewichtsgrenze unterschreiten. Es ist, als würde ab einer bestimmten Zahl auf der Waage eine magische Kraft dafür sorgen, dass die Anzeige der Waage stehen bleibt. Sich an dieser Stelle nicht entmutigen zu lassen, ist eine große Herausforderung.

In meiner Antwort auf die folgende E-Mail von Sarah Baumann möchte ich mich gern dieser speziellen Facette des emotionalen Essproblems widmen.

Liebe Frau Sanchez,

warum stehe ich mir nur immer wieder selbst im Weg? Ich wünsche mir so sehr abzunehmen, aber immer wenn der Zeiger auf der Waage sich nach unten bewegt, fange ich umso stärker wieder an zu essen. Es ist so, als würde sich etwas in mir weigern, auch nur ein Gramm zu verlieren. Wenn ich beobachte, was in mir dabei vor sich geht, stoße ich immer wieder auf Trotz. Ich verstehe es nicht. Warum boykottiere ich mich nur immer wieder selbst?

Ich danke Ihnen für Ihre Antwort.

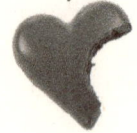

Herzliche Grüße
Sarah Baumann

Liebe Frau Baumann,

einen Wunsch zu haben und seine Erfüllung immer wieder selbst zunichte zu machen, ohne den Grund dafür zu verstehen, ist ganz sicher sehr irritierend. In Ihrer Mail schreiben Sie von einem inneren Boykott, Gewicht zu verlieren. Tatsächlich dient manchen Menschen ihre Körperfülle unbewusst dazu, sich selbst etwas mitzuteilen, was bisher keine Chance hatte, in das Bewusstsein vorzudringen. Wenn unsere Kilos sprechen könnten, wären wir überrascht, was sie uns alles zu erzählen hätten.

An unseren Pfunden festzuhalten kann viele Gründe haben. Manchmal benötigen wir sie als eine Art Schutzschicht, um unsere Verletzbarkeit vor der Welt abzuschirmen, manchmal um unsere Weiblichkeit oder Männlichkeit zu verstecken. Und manchmal dienen sie uns als Zeichen eines inneren Protestes.

Da Sie in Ihrer Mail von Trotz schreiben, würde ich gern den Aspekt des inneren Protestes etwas stärker beleuchten. Um Ihnen einen tieferen Einblick in diese spezielle Ursachenstruktur geben zu können, möchte ich Ihnen von meiner Klientin Vera berichten. Anhand ihres Falles wird vielleicht deutlicher, wie es zu dieser Widerstandsbewegung in uns kommen kann. Ich würde mich sehr freuen, wenn Veras Geschichte zum besseren Verständnis beitragen könnte. Denn ich weiß aus eigener Erfahrung, wie belastend es sein kann, wenn sich unser Handeln unserem Verständnis entzieht.

Als Vera zu mir in die Einzeltherapie kam, war sie genau wie Sie verzweifelt über ihre andauernde Selbstblockade, wenn es um das Thema »Schlanksein« ging. Sobald sie auch nur den Versuch einer Einschränkung ihres Süßigkeitenkonsums unternahm, aß sie kurze Zeit später als Reaktion darauf umso mehr davon.

Vera kam aus einem Elternhaus, in dem Leistung einen hohen Stellenwert hatte. Als Älteste von drei Kindern hatte sie diese Erwartung stark verinnerlicht und war von den Geschwistern diejenige, die den Ansprüchen ihrer Eltern am stärksten entsprechen wollte.

Schon früh fiel sie in der Schule durch sehr gute Noten auf und ihre Eltern waren stolz auf das, was Vera bereits in jungen Jahren alles konnte. Es gab nur einen Bereich, bei dem sie den elterlichen Vorgaben nicht entsprach: ihr Gewicht.

Eigentlich stimmte bei Vera alles. Nur nicht das Gewicht.

Ganz gleich, wie oft ihre Mutter ihr als Kind sagte, dass sie die Schokolade doch nicht brauche und eigentlich doch auch nicht wolle – Vera aß sie trotzdem. In der Regel heimlich. Sie fühlte sich dabei schuldig und schlecht, denn sie fand, dass ihre Mutter recht hatte. Veras große Sehnsucht war, schlank zu sein. Dennoch konnte sie nicht von den Naschereien lassen. Und obwohl ihre innere Selbstverurteilung dafür gnadenlos war, siegte am Ende doch immer wieder ihr Zwang, essen zu müssen.

Als wir uns die Situation genauer anschauten und der sie hemmenden Seite in ihr mehr Raum gaben, sich mitzuteilen, wurde langsam deutlich, dass Veras Gewicht etwas mit der Wahrung ihrer Autonomie zu tun hatte.

Nach außen schien in ihrer Biografie alles in wunderbarer Ordnung zu sein. Ihre Mutter verhielt sich liebevoll und jeder konnte sehen, dass sie für ihre Tochter nur das Beste wollte. Sie galt als offen und liberal und vermittelte das Bild, das man mit ihr über alles reden könne.

Ihr Anliegen war es, Vera zu einer eigenständigen jungen Frau zu erziehen. Ihr unbewusstes Handeln offenbarte jedoch noch eine andere Absicht. Indem sie schon sehr früh ihre eigenen Wünsche mit den vermeintlichen Wünschen ihrer Tochter verknüpfte, machte sie Vera unbewusst zu ihrer Marionette. Sie fragte ihre Tochter nie danach, was denn eigentlich ihre Bedürfnisse seien.

Zwar wollte Vera abnehmen, das Problem aber war: Auch ihre Mutter wünschte sich das von ihr!

Stattdessen gab sie ihr auf »liebevolle« Weise vor, was für sie gut wäre – und was sie deshalb zu wollen hatte. Sie ließ Vera einfach keine Möglichkeit, sich jenseits von ihrer Mutter emotional selbstständig zu entwickeln.

Wenn ihre Mutter ihr sagte, dass Vera doch auch viel lieber

schlank wäre und das Schokoladeessen doch gar nicht wirklich wolle,
entsprach das grundsätzlich auch Veras Wunsch. Aber dadurch, dass
ihre Mutter diesen Wunsch für sie von klein auf bereits festgelegt
hatte, »gehörte« er nicht ihr, sondern ihrer Mutter.

Kinder sind wegen ihrer Abhängigkeit zu ihren Bezugspersonen
leider sehr anfällig dafür, dass Eltern ihre eigenen Wünsche geradezu
»injizieren« können. Geschieht dies laut, ist es deutlich zu erkennen.
Geschieht dies jedoch leise, fällt diese subtile emotionale Invasion
kaum auf.

Es gibt den psychologischen Fachterminus des »Double-bind«.
Vereinfacht formuliert ist damit gemeint, dass eine Person innerhalb
einer Kommunikation eine Doppelbotschaft sendet, die es dem
Empfänger unmöglich macht, der gewünschten Aufforderung zu
entsprechen. Ein Beispiel: Eine Person schreit eine andere an, sie
solle sich endlich entspannen. Die verbale Botschaft »Entspann
dich!« passt jedoch nicht zum nonverbalen Ausdruck des Schreiens.
Durch dieses Doppelsignal ist es dem Empfänger der Nachricht nicht
möglich, dem Aufruf nachzukommen. Ein weiteres Beispiel: Eine
Mutter fordert verbal von ihrem Kind, seine Liebe in Form von Umar-
mungen ihr gegenüber mehr zu zeigen.

Wenn das Kind dem Wunsch jedoch zu **Sie konnte machen, was sie wollte:**
entsprechen versucht, merkt es, dass **Sie konnte ihrer Mutter nicht**
sich die Mutter bei der Umarmung kör- **genügen.**
perlich versteift. Sie signalisiert dem
Kind nonverbal, dass sie die Umarmungen eigentlich doch nicht
möchte. Das Kind weiß nun nicht, welchem Signal es trauen kann
und folgen soll und gerät innerlich in Not. Egal, was es tut, es ist für
eine Seite der Mutter immer falsch.

Bei Vera bestand die versteckte Double-bind-Situation mit ihrer
Mutter aus der Doppelbotschaft: »Sei frei, aber sei dabei so, wie ich

dich haben will!« Eine unlösbare Aufgabe. Kam Vera dem Wunsch ihrer Mutter nach, entsprach sie nicht ihrer Aufforderung, eigenständig zu sein. Wenn sie sich jedoch von ihrer Mutter distanzierte, drohte sie ihre Liebe zu verlieren, denn sie verhielt sich ja nicht so, wie gewünscht.

Hinzu kam, dass Vera beim leisesten Versuch, Kritik an ihrer Mutter zu üben, bereits sehr früh merkte, wie schnell diese verletzt war. Da die Mutter es ja nur gut mit ihr meinte, hatte Vera in ihrem damaligen Denken kein Recht darauf, Kritik zu formulieren. Doch durch die versteckte Manipulation von Seiten der Mutter gab es für Vera kein erkennbares Feindbild. Die emotionale Vereinnahmung verlief so schleichend, dass nach außen hin alles in Ordnung schien.

Wenn wir uns für einen Moment ausmalen, was eine Doublebind-Situation für ein Kind bedeuten kann, wird vielleicht deutlich, wie fatal sich das auswirken kann. Für manche Kinder steht in solchen Situationen ihre psychische Gesundheit auf dem Spiel.

Etwas stimmt nicht – was sich anhand bestimmter Symptome auch zeigt –, aber die Betroffenen wissen nicht, was. Um einen Ausweg zu finden, wählen Kinder zu ihrer Rettung und für ihren »stillen« Protest die unterschiedlichsten Formen. Vera wählte dafür unbewusst ihre Gewichtszunahme bzw. die Sabotage einer Gewichtsabnahme.

Ihr Übergewicht stand genau genommen für zwei Aspekte:

1. Durch ihr Übergewicht wehrte sich Vera gegen die Dominanz ihrer Mutter. Ihr Süßigkeitenkonsum und ihr Übergewicht repräsentierten jene inneren Regionen, die ihre Mutter nicht erreichen konnte. Hier wehte allein Veras Flagge. Was sie der Mutter nicht verbal sagen konnte, sagte ihr Gewicht: »Ich entscheide über mich selbst, Mama! Nicht du!«

2. Durch ihre Körperfülle versuchte sie darüber hinaus unbewusst, die unlösbare Aufgabe der Double-bind-Botschaft mit einem Kompromiss zu lösen. Indem sie der Vorgabe der Mutter bezüglich ihres Aussehens nicht folgte, entsprach sie der Erwartung nach einer selbstständigen Tochter. Gleichzeitig konnte sie in anderen Bereichen die mütterlichen Vorgaben weiterhin erfüllen.

Veras Mutter war keine kaltherzige Frau. Mir ist wichtig zu betonen, dass sie Vera nicht bewusst etwas Böses wollte. Offensichtlich hatte diese Frau keine Ahnung, wie versteckt manipulativ sie war. Sie schien auf den ersten Blick liberal, übte unbewusst jedoch einen diktatorischen Druck aus. Übrigens nicht nur Vera gegenüber, sondern auch gegenüber dem Rest der Familie, wie Vera langsam mehr und mehr erkannte.

Ihre Mutter hatte aufgrund ihrer eigenen Biografie lernen müssen, Menschen auf sehr subtile Weise zu kontrollieren. So subtil, dass es fast nicht aufgefallen wäre – hätte es nicht Veras Essproblem gegeben.

Die feinen Protestimpulse in sich wahrzunehmen war anfangs für Vera nicht leicht. Schlank zu sein entsprach ja nicht nur dem Wunsch ihrer Mutter, sondern auch ihrem eigenen. Sie sehnte sich nach einem schlankeren Körper. Wenn sie dem jedoch nachzukommen »drohte«, lief sie Gefahr, das einzige Refugium der Unabhängigkeit, das sie sich hatte erkämpfen können – die vermeintliche Kontrolle über ihr Gewicht –, an ihre Mutter zu verlieren. Denn natürlich hätte sie zu hören bekommen: »Siehst du, ich habe dir doch gleich gesagt, dass es dir viel besser geht, wenn du weniger isst und wiegst!«

Die Mutter wollte nur das Beste. Und keiner erkannte, wie manipulativ sie war.

Um ihrer Integrität willen konnte und durfte Vera dies nicht zulassen. Die Folge war: Sie blieb mollig. Das machte sie zwar auch nicht glücklich, aber unbewusst war es für sie wichtiger, ihre psychische Unabhängigkeit zu wahren, als schlank zu sein.

Wenn unser Essproblem eine Reaktion auf eine emotionale Verstrickung mit unseren Eltern ist, spielt es keine Rolle, ob der Konflikt mit ihnen auch heute noch weiter schwelt oder nicht. Es kann sein, dass unsere Eltern schon lange nicht mehr leben oder sich aus den verschiedensten Gründen verändert haben. Das Problem, das in unserer Kindheit entstand, kann dennoch weiterbestehen.

Da wir die Kinder unserer Eltern sind, haben wir die damalige Konfliktdynamik zwangsläufig verinnerlicht. Der frühere Beziehungskonflikt mit unserer Mutter oder unserem Vater spielt sich auch heute noch in uns ab. Damals haben wir innerlich oder äußerlich mit ihnen gerungen. Heute ringen wir mit uns selbst.

Um aus dieser Widerstandsbewegung der Kindheit und aus den Reaktionsmustern gegen die damalige Double-bind-Situation aussteigen zu können, musste Vera an jene Weggabelung zurück, an der sie damals in Not geraten war und unbewusst ihr Gewicht ins Spiel gebracht hatte.

In der Gegenwart hatte sie als Erwachsene an dieser inneren Kreuzung andere Möglichkeiten, um sich zu helfen als damals. Heute, als erwachsene Frau, konnte sie der völlig überforderten kleinen Vera in sich beistehen und ihr eine Zuflucht sein.

Dieser Rückweg kann sich uns offenbaren, wenn wir uns darin trainieren, unserem inneren Körper mehr Aufmerksamkeit zu schenken. Unsere Wahrnehmung zu verfeinern für das, was in uns vor sich geht, macht uns für Signale empfänglich, die sich bisher unserem Verstand entzogen haben. Diese sensible Begegnung mit uns selbst zu entwickeln braucht Übung, aber es lohnt sich! Denn wenn

*wir uns darauf einlassen, offenbart sich uns ein viel genaueres Bild,
das zeigt, warum wir bestimmte Dinge tun oder nicht tun. Das damit
einhergehende tiefere Verständnis für uns selbst ermöglicht es uns,
uns mit uns selbst zu versöhnen.*

*In der Regel kommen wir dabei mit Persönlichkeitsseiten von uns
in Kontakt, die wir bisher noch nicht kannten und die unser Herz
anrühren. Bei Vera war es ein stark ver-
ängstigtes, verlassenes inneres Kind.
Vera hatte dieses Mädchen in sich noch
nie vorher wahrgenommen. Ihr Trotz
hatte sich wie ein Abwehrschild erfolgreich über viele Jahre davorgestellt.*

**Nur wenn wir mehr auf unseren
inneren Körper hören, gibt es eine
Chance zur Versöhnung mit uns
selbst.**

*Durch Veras Beistand als erwachsene Frau konnte das Mädchen
in ihr die Sätze an ihre Mutter richten, die als Kind keinen Raum hatten und sich in etwa so anhörten: »Du weißt gar nicht, wer ich bin!
Ich war mir nie sicher, ob du mich auch geliebt hättest, wenn ich deinem Bild nicht entsprochen hätte. Warum hast du nie versucht, mich
kennenzulernen?«*

*Als Vera sich diesem Kind in sich behutsam näherte, spürte sie
die große Einsamkeit dieses kleinen Mädchens. Diese Seite in Vera
hatte bisher keine Erfahrung damit, um ihrer selbst willen geliebt zu
werden.*

*Indem Vera dieses Mädchen hinter ihrem Abnahmeboykott ent-
deckte, konnte sie ihr jene Erfahrungen ermöglichen, für die ihre
Mutter keinen Raum ließ – zum Beispiel bei alltäglichen Dingen nach
ihrer Meinung gefragt zu werden, »Nein!« sagen zu dürfen, sich
ausprobieren zu können usw. Was damals für sie nicht möglich war,
konnte sie heute nachholen.*

*Durch diese neuen Erfahrungen konnte sich in Vera langsam eine
natürliche Selbstbestimmung entwickeln. Erst als sich diese mehr*

und mehr entfaltete, musste nicht mehr das Essen dieses Aufgabenfeld übernehmen.

Wie erging es Ihnen mit Ihrer Familie im Hinblick auf die Entwicklung Ihrer Selbstbestimmtheit, Frau Baumann? Könnte das emotionale Essen bei Ihnen ebenfalls eine Form von »Widerstand« sein? Und falls ja, gegen welche Vorgaben?

Ich würde mich freuen, wenn ich Ihnen mit meiner Antwort weiterhelfen konnte und wünsche Ihnen von Herzen, dass Sie auf Ihrem weiteren Weg Ihre Unabhängigkeitsflagge weit über Ihre Essstörung hinaus hissen können.

Ihre
Maria Sanchez

Ich esse, um mir weh zu tun
Eine Folge von Gewalt: Das Täterintrojekt

Manche emotionale Esser haben in ihrer Kindheit Gewalt erlitten. Bei ihnen übernimmt das Essen eine ganz besonders wichtige Funktion, wie die folgende Mail von Frau Grothe zeigt. Unter dem Aspekt einer solchen Leidensgeschichte erscheint es besonders absurd, dass Betroffenen oft für ihre Gewichtsproblematik ein Ernährungs- oder Sportplan verordnet wird.

Liebe Frau Sanchez,

seitdem ich Ihre Sendung höre, wird mir klar, dass ich emotional esse, um mir wehzutun. Wenn ich mich dabei beobachte, spüre ich eine große Wut, so als ob mir das Essen den Mund stumm machen soll. Ich habe in meiner Kindheit Gewalt durch Schlagen erlebt und bin deshalb auch in therapeutischer Behandlung, aber die Verbindung zum Essen habe ich bisher noch nie gesehen. Was würden Sie mir empfehlen?

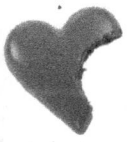

Stefanie Grothe

Liebe Frau Grothe,

bei einigen Menschen hat das emotionale Essen tatsächlich einen autoaggressiven Charakter. Dieser kann sich in verschiedenen Formen zeigen. Gerade wer traumatische Erfahrungen erleiden musste, bei dem kann sich über seine Essstörung ein Stück weit die Dynamik der Gewalterfahrung seiner Vergangenheit wiederholen.

Erleben wir etwas, das für uns emotional nicht auszuhalten ist und unsere psychische Gesundheit gefährdet, haben wir verschiedene, unbewusst ablaufende Möglichkeiten, um das Unaushaltbare ertragen zu können.

Bei einem gewalttätigen Übergriff besteht eine Möglichkeit darin, dass wir die Überzeugung des Täters – die ja der Ursprung seines gewalttätigen Handelns ist – übernehmen. Dieser Vorgang ist ein Selbstschutz in höchster Not und wird in der Psychologie Täterintrojekt genannt. Wenn wir schon nicht in der Lage sind, die Gewalt, die uns zugefügt wird, zu verhindern, dann können wir unser Überleben wahrscheinlicher machen, indem wir das Denken und Fühlen des Täters verinnerlichen. Die innere Logik dabei ist: Wenn wir so sind wie der Täter, dann können wir uns in ihn hineinversetzen. Auf diese Weise wissen wir, was er als Nächstes tun wird. Das gibt uns in dieser hochgradig unsicheren und haltlosen Situation eine Form von Sicherheit. Hinzu kommt, dass die Verinnerlichung der Täterseite auch das Opfer in uns mit all seinen natürlichen Gegenreaktionen – wie beispielsweise Wut und Verzweiflung – unterdrückt. Das oberste Ziel ist zu überleben, mit welchen Mitteln auch immer.

Widerfährt uns die Gewalt als Kind, können wir mithilfe des Täterintrojekts ein gefühltes Verständnis für den Täter entwickeln. Das ist vor allem dann elementar wichtig, wenn der Täter unser Vater oder unsere Mutter ist. Denn so können wir mit ihm oder ihr emotional verbunden bleiben. Wie könnten wir als Kind sonst verstehen, dass jemand, der uns liebt, uns Gewalt zufügt? Würden wir dies wirklich an uns heranlassen, würden wir verrückt werden. Indem wir uns innerlich mit ihm verbinden, geben wir uns selbst die Schuld am Geschehen. Durch unsere emotionale Verbindung zum Täter und dem daraus resultierenden Verständnis für ihn ist es uns möglich zu glauben, dass mit uns etwas nicht stimmt. Indem wir die Schuldigen, die »Bösen« sind, können wir den Täter oder die Täterin weiterhin lieben. Weil wir ja schlecht sind, kann das Außen wieder als »gut« angesehen werden.

Funktional ist das Täterintrojekt also ein Helfer in einer existentiell hochgradig bedrohlichen Situation. Es versucht, uns zu schützen. Als Abbild der uns entgegengebrachten Gewalt haben wir durch die unbewusste Abspeicherung der Überzeugung des Täters sowohl einen Opferanteil als auch einen Täteranteil in uns. Dieses neurobiologische Abspeichern ist nicht nur bei Kindern möglich, sondern kann uns auch bei traumatischen Ereignissen als Erwachsenen widerfahren. Täterintrojekte zeigen sich unter anderem in stark selbstabwertenden Gedanken wie »In mir ist etwas Böses!« oder »Ich verdiene Misserfolg und Strafe!«. Ein Täterintrojekt kann so weit gehen, dass ein Kind, das sexuell missbraucht wurde, die Lust des Täters in sich empfindet. So wird der Missbrauch »erträglicher« gemacht.

Es gibt verschiedene Arten, die verinnerlichte Täter-Opfer-Dynamik, die in uns als Betroffenen aktiv ist, auszuleben. Emotionales Essen ist eine davon. Über das Essen wiederholen wir auf einer für uns »ungefährlicheren« Bühne das Macht-Ohnmacht-Geschehen von damals. Wir hängen dann wie in einer Wiederholungsschleife fest, die das ganze schmerzhafte Drama der Übergriffssituation immer wieder aufleben lässt: das Ausgeliefertsein, die Verurteilung, die Angst, das Schuld- und Schamempfinden und die Aggression. Über das Essen »inszeniert« sich die traumatische Situation von damals immer wieder neu. Sie macht sich bei uns bemerkbar, weil sie sich zu befreien versucht.

Um noch deutlicher zu veranschaulichen, wie ein Täterintrokjekt Einfluss auf das emotionale Essen haben kann, möchte ich Ihnen von meiner Klientin Margit berichten.

Margit hat als Kind Gewalt von Seiten ihres Vaters erlebt. Wenn ihr Vater mit der Hand oder mit dem Gürtel auf sie einschlug, waren ihr größtes Problem nicht die körperlichen Schmerzen. Sie wusste, dass diese wieder vergehen würden. Das Schlimmste war die Angst, er könne den Zeitpunkt des Aufhörens verpassen und sie totschlagen. Seine Sätze beim Schlagen wie »Du bist ein böses Mädchen!« hatte Margit stark verinnerlicht. Sie war davon überzeugt, schlecht zu sein, und meinte deshalb, die Schläge zu verdienen. Durch den Satz des Vaters, »Du bist ein böses Mädchen!«, gab er die Verantwortung für sein Handeln an Margit ab. So als hätte er gar keine andere Wahl. Er gab Margit durch seine Äußerungen zu verstehen, dass sein Verhalten von ihrem Verhalten abhängig sei. Eine vollkommen verdrehte und perverse Strategie. Margit aber glaubte ihm. Sie hatte als Kind auch keine andere Chance. Es gab keinen Beistand, der ihr hätte helfen können, die Perversion zu entlarven. Ihre Mutter wusste von den Schlägen, beschützte ihre Tochter jedoch nicht. Im Verlauf der Therapie sprach Margit oft davon, dass sie die Untätigkeit ihrer Mutter – im Vergleich zur Gewalttätigkeit ihres Vaters – als den für sie viel schlimmeren Verrat empfand. Denn das Verhalten ihrer Mutter zementierte Margits Glauben, sie hätte die Schläge tatsächlich verdient. Andernfalls, so dachte Margit, wäre ihre Mutter ihr doch zur Hilfe gekommen, oder?

Indem Margit den äußeren Täter (ihren Vater) nach innen »holte«, entwickelte sie als Reaktion darauf einen immensen Antrieb. Sie ver-

suchte ihren inneren Täter – einen mächtigen Kritiker, der ihr immer wieder sagte, wie schlecht sie sei – davon zu überzeugen, dass sie nicht böse war. Um das zu schaffen, war sie übertrieben nett zu anderen Menschen und arbeitete als Teenager und später als Erwachsene aufopfernd in sozialen Einrichtungen. Beziehungen, egal ob zu Liebespartnern oder zu Freunden, waren für Margit sehr anstrengend und deshalb nur schwer möglich. Denn wie sich in der Therapie zunehmend zeigte, hatte Margit in der Begegnung mit anderen Menschen eine riesige Angst davor, diese könnten entdecken, dass sie im Kern doch schlecht sei. Die Anspannung, mit der Margit durchs Leben ging, war enorm. Sie konnte sich niemandem anvertrauen. Viel zu stark war auf einer tiefen inneren Ebene ihr Schuld- und Schamempfinden über ihre innerlich empfundene »Verwerflichkeit«.

Um sich selbst beweisen zu können, dass sie in der Lage war, sich vollständig im Griff zu haben, entwickelte Margit das zwanghafte Verhalten, ihren Körper mit Sport und extremer Ernährungskontrolle zu dominieren. Wie sie mir über diese Phase ihres Lebens berichtete, »liebte« sie es, sich so kontrollieren zu können, dass sie sich selbst über ein so elementares körperliches Bedürfnis wie Hunger machtvoll erheben konnte. Jede Art von Bedürftigkeit verachtete sie. Diese Verachtung und auch ihr damit verbundener Selbsthass auf jede Schwäche half ihr, sich von der Ohnmachtserfahrung ihrer Kindheit zu distanzieren. Mithilfe ihrer Disziplin und Selbstgeißelung beim Essen und beim Sport konnte sie die bedürftigen Persönlichkeitsseiten in sich beherrschen – zum Beispiel jene Seite in ihr, die sich gern bei jemandem anlehnen wollte, die müde war und nicht zum Sport gehen mochte, die Sehnsucht hatte, sich mal gehen zu lassen und ein Stück Sahnetorte zu essen. Ihr innerer Täter triumphierte mithilfe der Diätpeitsche über das bedürftige und sich nach mehr Weichheit, Zärtlichkeit und Liebe sehnende Opfer in ihr.

Je mehr sie sich disziplinierte, desto besser fühlte sie sich. Sie hatte nicht nur das Essen unter Kontrolle, sondern damit verbunden auch ihre »schwache Seite« – ihr inneres Opfer.

Über die extreme Disziplin hielt sie auch das Scham- und Schuldempfinden ihrer inneren Opferseite für lange Zeit in Schach und konnte ihren Selbsthass ein Stück weit kontrollieren. Dies änderte sich erst, als sie schwanger wurde und ihr erstes Kind bekam. In dieser Zeit entwickelte sie einen unkontrollierbaren Essdrang und nahm zu. Und mit dieser nicht kontrollierbaren Zunahme wurde auch das Empfinden des Ausgeliefertseins immer stärker. Sie hatte sich nicht mehr im Griff. Margit beschrieb ihren Essdrang als einen inneren Feind, dem sie sich nun hilflos unterlegen fühlte. So kam sie mit der Ohnmachtserfahrung ihrer Kindheit in Kontakt. Anders als in der früheren »Disziplin-Phase«, in der sie ihr inneres Opfer im Griff hatte, kam sie nun über die Unfähigkeit, ihr Gewicht kontrollieren zu können, in einen bewussteren Kontakt mit der Opferseite. Und auf diese Überforderung wiederum konnte sie nur mit viel Essen reagieren. Ein Teufelskreis.

Als sie zu mir kam, wog Margit bei einer Körpergröße von 1,72 Meter 85 Kilo. Sie war also objektiv nicht besonders übergewichtig, empfand sich selbst aber subjektiv als doppelt so dick, wie sie real war. Diese Wahrnehmungsstörung warf ein erhellendes Licht auf einen weiteren Aspekt, der ebenfalls mit der Gewalterfahrung in ihrer Kindheit zu tun hatte: das Schuld- und Schamempfinden. Für Margit war es unerträglich, so »dick zu sein«. Sie glaubte, das Unaushaltbare sei ihre Figur. Aber ihre Kilos waren lediglich die Schuld- und Scham-Brücke zu einem ganz anderen Geschehen im Hintergrund: die Gewalterlebnisse ihrer Vergangenheit.

So wie der schützende Beistand in ihrer Kindheit gefehlt hatte, fehlte Margits innerer Opferseite – repräsentiert durch die Überge-

wichtige in ihr – eine unterstützende Kraft beim aufkommenden Ess-druck. Da sie so sehr unter ihrem Essverhalten litt, schauten wir uns die Dynamiken, die im Zusammenhang mit dem Essdruck in ihr auf-kamen, genau an. Dazu lud ich sie ein, die Übergewichtige ebenso wie die Abneigung gegen diese im Raum als Positionen aufzustellen und diese Pole erst einmal nur von außen zu betrachten und wahr-zunehmen, was dabei geschah. In den ersten Therapiestunden war der Selbsthass (das Täterintrojekt) sehr dominant. Sie äußerte immer wieder verachtende Sätze gegen die Übergewichtige. Irgendwann währenddessen tauchte der Satz des Vaters, »Du bist ein böses Mäd-chen«, in ihrem Bewusstsein auf. Obwohl die Wirkkraft dieses Sat-zes all die Jahre so stark war, hatte sie ihn von dem Menschen, der ihn gesagt hatte, völlig entkoppelt. Er wirkte bis dahin für sie wie ein Lebensgesetz – losgelöst von der ursprünglichen Quelle. Als sich die Quelle ihres Lebensgesetzes langsam zu offenbaren begann, änderte sich ihr Bewusstsein.

Auf die weiteren einzelnen Therapieschritte an dieser Stelle näher einzugehen, würde sicherlich den Rahmen sprengen. Wichtig ist aber festzuhalten, dass Margit im Laufe der Zeit, in der wir sehr behutsam ihre inneren Positionen erkundeten, ein Gespür dafür bekam, dass sie nicht anormal war. Ihr Täterintrojekt hatte ihr gehol-fen, diese wahnsinnige Familiensituation zu überleben. Erst als ihr innerer Beistand – sie als erwachsene Frau – in das Geschehen ein-greifen konnte, veränderte sich ihre Situation. Es gab nicht mehr nur – wie damals – einen Täter und ein Opfer, sondern es gab auch eine innere Instanz, die sie schützen konnte.

Anfangs war es für Margit nicht möglich, sich diesen Beistand als menschlichen Beistand vorzustellen. Dafür war der Verrat, den Menschen ihr angetan hatten – ihre Mutter und ihr Vater – zu prä-sent. Deshalb wählte Margit als Unterstützung mithilfe ihrer Ima-

gination für längere Zeit innere Helfer in Gestalt von Tieren, die mächtiger waren als ihr Vater. So konnte ihre innere kleine Margit spüren, wie es sich anfühlte, wenn es gegen den Angreifer eine schützende Kraft gab, die sich dem Vater entgegenstellen und ihn stoppen konnte.

Da sich Margits emotionales Essverhalten durch das Bearbeiten der Gewalterfahrung und damit des Täterintrojekts erheblich entspannte, nahm sie zwölf Kilo ab. Sie blieb jedoch für längere Zeit an dieser Gewichtsgrenze stehen. Denn parallel zu dem Gewichtsverlust meldete sich das Mädchen, das glaubte, böse zu sein, immer wieder bei ihr. Vieles hatte sich befriedet, aber dieses Mädchen tauchte dennoch immer wieder auf. Ihr Essproblem machte somit deutlich, dass noch ein anderer Prozess im Hintergrund nach einer Entfaltung suchte. Margit hatte mit dem Mädchen in ihr, das glaubte, böse zu sein, im Laufe der Therapie ein großes Mitgefühl entwickelt. Tauchte es auf, erklärte Margit ihm, warum das Mädchen meinte, böse zu sein, dass es aber im Kern eigentlich gar nicht böse sei.

In einer Sitzung bat ich Margit, mir zu beschreiben, was genau sie wahrnahm, wenn sie dieses »böse Mädchen« tröstete. Ich bat sie, dabei sehr langsam vorzugehen. Dabei fiel ihr auf, dass es zwei Strömungen während des Tröstens in ihr gab. Die erste Strömung war eine, auf der bisher immer ihre Aufmerksamkeit lag: Wenn sie ihrem verlassenen inneren Kind Trost spendete, beruhigte sich ihr Nervensystem. Etwas daran tat ihr offensichtlich sehr gut. Es gab aber noch eine weitere Strömung, die ihr bis dahin noch nicht aufgefallen war und die nun in der »entschleunigten Wahrnehmung« zum Vorschein kam. Sie bemerkte nämlich, dass sich eine Seite des »bösen Mädchens« abspaltete und nach innen zurückzog. Als ich sie bat, diesem Bild zu folgen, sagte sie: »Dieses Mädchen glaubt noch immer, dass es böse sei und deshalb einfach keinen Platz auf dieser Erde hat!«

Nachdem ich von Margit die Erlaubnis erhielt, mit dieser Persönlichkeitsseite sprechen zu dürfen, fragte ich dieses zurückgezogene Mädchen, ob sie glaube, dass nur liebe Mädchen geliebt werden könnten. Sie bejahte dies. Damit wurde schlagartig deutlich, dass, solange Margit dem »bösen Mädchen« weiszumachen versuchte, dass es gar nicht böse sei, einer Seite in sich die Erfahrung verwehrte, dass es auch als »böses Mädchen« geliebt werden könne. Für dieses kleine Mädchen in ihr ging es nicht darum zu hören, dass es im Kern doch lieb sei, sondern darum, so geliebt zu werden, wie sie war. Und in ihrer inneren Welt war sie böse. Dabei spielte es keine Rolle, dass wir als Erwachsene verstehen konnten, warum sie diesen Glaubenssatz verinnerlicht hatte. Hier ging es um eine ganz andere Ebene: nämlich um die Sehnsucht und das Recht, wirklich so angenommen zu werden, wie diese kleine Margit war. Und wenn dies hieß, dass sie glaubte, böse zu sein, ging es um die Liebe zu diesem »bösen Mädchen«. Diese Erfahrung fehlte der kleinen Margit noch. Deshalb meldete sich das »böse Mädchen« immer wieder.

Erst durch die Erfahrung von authentischer Liebe auch dieser Persönlichkeitsseite gegenüber begann sich der innere Friedensprozess auch auf dieser tiefen Ebene zu entfalten. Bis dahin hatte das Essen, wenn auch schon weit weniger als früher, noch eine abdämpfende Funktion übernehmen müssen. Die Tatsache, dass sie nicht weiter abnahm, half Margit zu entdecken, dass es noch ein weiteres kleines Mädchen »im Untergrund« in ihr gab, das darauf wartete, gefunden und geliebt zu werden.

In ihrer Mail, liebe Frau Grothe, gibt es einen Satz, der in die Richtung eines Täterintrojekts gehen könnte, nämlich dass das Essen ihren Mund stumm machen soll. Um noch weitere Gedanken in dieser Richtung aufspüren zu können, empfehle ich Ihnen, sich für ein paar Tage jeweils morgens, mittags oder abends fünf Minuten Zeit zu neh-

men und zu notieren, was Ihnen durch den Kopf geht. Schreiben Sie, ohne zu überlegen, alle Gedanken auf, die da sind. Sie müssen keinen zusammenhängenden Sinn ergeben. Oftmals sind wir überrascht, was uns alles durch den Kopf geht. Nachdem Sie alles aufgeschrieben haben, lesen Sie sich die Sätze durch und halten Sie Ausschau nach stark verurteilenden oder gewaltvollen Äußerungen. Gehen Sie bitte auch in Situationen, in denen Sie sich unwohl fühlen, Ihren Gedanken nach. Da wir in unserem Arbeitsalltag häufig nur wenig Zeit und Raum dafür haben, empfehle ich meinen Klienten, sich in schwierigen Situationen einfach auf das WC zu begeben, der einzige Ort, an dem wir im Arbeitsalltag für wenige Minuten ungestört sein können. Hier können Sie für einen Moment nach innen schauen und sich notieren, was für Gedanken mit dieser für Sie schwierigen Situation einhergehen.

Wenn Sie diese Notizen später noch einmal durchlesen, halten Sie bitte Ausschau nach stark verurteilenden oder gewaltvollen Sätzen. Je mehr Sie dies üben, desto mehr werden Sie bemerken, wie diese beobachtende Position in Ihnen präsenter wird. Nur wenn wir bewußt mitbekommen, was in uns vorgeht, können wir eingreifen.

Da Sie sich bereits in therapeutischer Behandlung befinden, möchte ich Ihnen sehr ans Herz legen, liebe Frau Grothe, sich Ihrer Therapeutin in Bezug auf die Wiederholung dieser Gewalterfahrung über das Essen anzuvertrauen. Denn für die Auflösung von starken Täterintrojekten – wie es bei einer Gewalterfahrung immer der Fall ist – braucht es therapeutische Unterstützung.

Ich wünsche Ihnen sehr, dass Ihr verletztes inneres Kind immer mehr den Schutz und die Liebe zu spüren vermag, die seine seelischen Wunden behutsam heilen lassen.

Ihre
Maria Sanchez

Ich muss mich täglich wiegen

Kontrollzwang als Ablenkung vom eigentlichen Problem

Die meisten Menschen können sich vermutlich nur schwer daran erinnern, wann sie sich das letzte Mal gewogen haben. Es hat für sie keine große Bedeutung. Ganz anders ist es hingegen für viele emotionale Esser. Für sie ist das tägliche Wiegen weit mehr als nur die nüchterne Zurkenntnisnahme ihres Gewichts. Die folgende Mail von Frau Schneider befasst sich mit dieser Thematik.

Liebe Frau Sanchez,

Sie haben mal gesagt, dass Sie empfehlen würden, sich nicht zu wiegen. Können Sie bitte noch einmal erklären, warum Sie gegen das Wiegen sind?
Ich wiege mich mehrmals täglich, und der Gedanke, es nicht zu tun, verunsichert mich sehr. Andererseits leide ich darunter, es tun zu müssen. Selbst wenn ich in Urlaub fahre, muss ich meine Waage immer dabei haben.

Danke für Ihre Antwort!

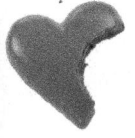

Lisa Schneider

Liebe Frau Schneider,

manche Menschen wiegen sich ein paar Mal im Jahr, um zu schauen, wie der Stand ihres Gewichts ist. Das Entscheidende ist: Sie sind dabei entspannt. Die Waage ist für sie einfach nur eine Waage. Andere Menschen hingegen brauchen die Waage noch für etwas anderes. In Ihrer Mail beschreiben Sie das, wenn Sie sagen, dass der Gedanke, sich nicht zu wiegen, sie sehr verunsichert.

In dem Fall hat die Waage über die Anzeige des Gewichts hinaus noch eine weitere Funktion. Sie fungiert als richterliche Instanz, die uns Sicherheit vermitteln, die uns aber auch in eine innere Not abstürzen lassen kann. Haben wir abgenommen, spendet sie uns Beifall, und wir fühlen uns gut. Zeigt sie uns jedoch eine Zunahme an, fühlen wir uns geohrfeigt, schuldig und schlecht.

Mit dieser Haltung zum Wiegen übertragen wir einem Gerät die Macht, darüber zu entscheiden, wie unser Tag wird. Haben wir abgenommen, wird es ein guter Tag, haben wir zugenommen, wird es ein schlechter.

Wenn wir unser Seelenheil von einer Zahl auf einem Gerät abhängig machen, dann geht es um sehr viel mehr als nur um das Gewicht, das dort angezeigt wird. Eine Gewichtszunahme bedeutet dann häufig nicht nur, dass wir mehr Pfunde auf den Hüften haben.

Wenn die Waage zum Richter wird, dann werden wir zu verurteilten Angeklagten.

Viele Betroffene setzen einen Gewichtsanstieg mit der Frage gleich, ob sie ihr Leben im Griff haben oder nicht.

Mit dem Wiegen schaffen wir einen Schauplatz, auf den wir uns täglich fokussieren und mit dem wir uns ablenken können. Die eigentliche Bühne – unsere Verunsicherung, die entsteht, wenn wir uns nicht wiegen –, bleibt im Dunkeln.

In der Regel merken wir ganz ohne Waage, wenn wir zu- oder abnehmen. Wir brauchen dafür also eigentlich kein tägliches Wiegen.

Dient jedoch die Gewichtsabfrage als eine Art Sicherheitsseil, das wir gegen die Verunsicherung zu greifen versuchen, stellt es für manche Menschen eine Überforderung dar, dieses tägliche Ritual von jetzt auf gleich einzustellen. Je öfter Betroffene täglich ihr Gewicht kontrollieren – wie auch Sie es in Ihrer Mail geschrieben haben –, desto größer ist der Schritt, sich davon zu lösen.

Deshalb empfehle ich Ihnen, beim »Entwöhnungsprozess« kleine Schritte zu gehen. Haben Sie sich beispielsweise bisher vier Mal am Tag gewogen, versuchen Sie, es zunächst auf zwei Mal am Tag zu reduzieren, um die Anzahl dann langsam weiter zu verringern. Sie entscheiden, was möglich ist, liebe Frau Schneider, niemand sonst.

Versuchen Sie beim Zwang sich zu wiegen keinen kalten Entzug. Gehen Sie kleine Schritte zur Entwöhnung.

Wenn Sie die Häufigkeit Ihrer täglichen Gewichtskontrolle in nächster Zeit einschränken möchten, empfehle ich Ihnen darüber hinaus eine kleine Übung. Wiederholen Sie diese so oft, wie es für Sie stimmig ist. Sie kann Sie dabei unterstützen, hinter Ihr Wiegeproblem zu blicken.

1. *Nehmen Sie sich in den Momenten, in denen Sie normalerweise auf die Waage steigen würden, einige Minuten Zeit. Haben Sie sich beispielsweise bisher immer morgens nach dem Aufstehen gewogen, setzen Sie sich nun stattdessen einfach kurz hin. Und dann nehmen Sie wahr, wie Sie den Drang, sich wiegen zu wollen, in sich spüren. Ist es eine Unruhe, ein Druck, oder wie würden Sie es beschreiben?*

2. Wenn Sie die Empfindung ausfindig machen können, verweilen Sie einen Moment bei ihr. Gibt es Sätze oder Bilder, die sie begleiten? Wo genau im Körper fühlen Sie diese Unruhe? Beispielsweise im Brustkorb oder im Bauch? Wenn Ihre Unruhe sprechen könnte, was würde sie sagen? Sollten Sätze in Ihnen aufkommen, wählen Sie bitte einen Satz aus, der Sie besonders anspricht. Nehmen Sie anschließend bitte ein Symbol, das diesen Satz repräsentiert. Was würde diese Persönlichkeitsseite, die für diesen Satz steht, sagen, wenn Sie mit ihr in einen Dialog eintreten würden? Und was würden Sie daraufhin antworten?

Ganz wichtig: Führen Sie jede Art von Übung so durch, wie es sich für Sie richtig anfühlt. Sollten Ihnen beispielsweise zum Einstieg mehrere Fragen zu viel sein, dann konzentrieren Sie sich zu Beginn nur auf eine. Es gibt keine Eile, liebe Frau Schneider. Sie haben Zeit.

In meiner Essenskampfzeit habe ich mich ebenfalls mehrmals am Tag gewogen. Ich wusste, dass es völlig absurd ist, sich vor und nach dem Essen zu wiegen, aber ich konnte diesem Kontrolldrang nicht widerstehen. Wenn der Zeiger auf der Waage nicht zu stark nach oben zeigte, gab es mir ein Gefühl von Zuversicht. Allerdings gab es bei mir auch Phasen eines übermäßigen Essens, in denen ich Angst hatte, auf die Waage zu steigen. Mein Ausstieg aus der Wiegeprozedur bestand aus Fort- und Rückschritten. Nicht nur einmal schmiss ich eine Waage weg, kaufte mir dann aber nach einigen Wochen eine neue.

Erst die immer wiederkehrende Auseinandersetzung mithilfe der oben beschriebenen Übung zeigte mir, worum es eigentlich ging: um Angst. Indem ich diese Angst kennenlernte – wie alt ich war, als ich ihr erstmals begegnete, welche Sätze und Bilder sie begleiteten usw. –, konnte ich beginnen, mich um diese ängstliche Seite in mir

zu kümmern. Das brauchte Zeit. Anfangs war es ein harter Entwöh-
nungsprozess. Der Drang wissen zu wollen, wieviel ich wog, war
sehr groß. Vertrauen – als Gegenpol zur Angst – konnte sich bei
mir erst durch Beziehungserfahrungen aufbauen, was nicht unüb-
lich ist. In meinem Fall war es die Kontakterfahrung zwischen der
stark verunsicherten Seite und der erwachsenen Seite in mir. Immer
dann, wenn ich mich wiegen wollte, führte ich innere Dialoge mit
mir und versuchte so, hinter den Kontrollimpuls zu blicken. Wenn
ich mich nicht wog, empfing ich über die »Symptome« wie zum Bei-
spiel einen Druck im Brustkorb, Signale, die mich veranlassten, in die
oben beschriebene Übung einzusteigen.

Ich wünsche Ihnen sehr, liebe Frau Schneider, dass Sie sich aus
Ihrer »Wiegesklaverei« befreien können und den Geschmack von
Freiheit und Selbstbestimmtheit Schritt für Schritt wieder kosten
können!

Herzlichst
Ihre
Maria Sanchez

Welche Verbindung besteht zwischen einem Trauma und emotionalem Essen?
Trauma als Wurzel psychischer Störungen

In der Arbeit mit Betroffenen fällt mir immer wieder auf, wie eng Traumatisierungen mit Essstörungen gekoppelt sein können. Leider hat diese Verbindung in der Öffentlichkeit bisher noch nicht so viel Beachtung gefunden.

Doch Zuhörer meiner Sendung schrieben mir immer wieder E-Mails zu diesem Thema. Um den Zusammenhang zwischen Trauma und Essstörung zu verdeutlichen, möchte ich gern die E-Mail eines Hörers als Einführung in das Thema nutzen.

Liebe Frau Sanchez,

in Ihrer letzten Sendung sprachen Sie von der biologischen Komponente eines Traumas. Ich fand dies hochinteressant, konnte jedoch leider nicht alles verstehen, da ich während der Sendung durch zu erledigende Aufgaben immer wieder abgelenkt war. Könnten Sie mir bitte noch einmal erklären, was bei einem Trauma im Körper eigentlich geschieht und welche Verbindung zum emotionalen Essen besteht?

Herzlichen Dank!

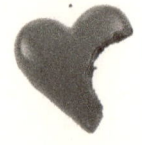

Peter Lohmann

Lieber Herr Lohmann,

der Ausdruck »Trauma« kommt aus dem Altgriechischen und bedeutet »Wunde«. Im medizinischen Sinne ist damit eine durch Gewalteinwirkung entstandene Verletzung des Organismus gemeint. Neben dieser medizinischen Definition wird der Begriff auch in der Psychologie verwendet. Es gibt verschiedene Traumatisierungsformen.

Um zu verstehen, was grundsätzlich bei einem psychischen Trauma in uns geschieht, ist es hilfreich, sich zu verdeutlichen, wie wir Menschen biologisch auf Gefahr reagieren.

Vereinfacht zusammengefasst geschieht Folgendes: Wenn wir einer Bedrohung ausgesetzt sind, mobilisiert unser Körper instinktiv Kräfte, um der Gefahr zu begegnen. Er schüttet zum Beispiel Hormone aus wie das Adrenalin. Unser Nervensystem wird durch die Ausschüttung dieser Stoffe stark aktiviert – unser Herz beginnt zu rasen, der Blutdruck steigt, die Atmung wird flach und schnell. Man könnte sagen, unser System macht sich bereit, um entweder vor der Bedrohung zu fliehen oder um zu kämpfen.

Dieser Vorgang geschieht in Sekundenschnelle und ist nicht willentlich von uns beeinflussbar. Da es um unser Überleben geht, haben wir in diesem Moment keine Zeit, Dinge logisch abzuwägen. Wir brauchen eine blitzschnelle Lösung, um unser Überleben sicherzustellen. Die schnellste Reaktionsmöglichkeit, die wir

Unser Stresssystem kennt nur drei Möglichkeiten: Kämpfen, Fliehen oder Erstarren!

haben, basiert auf unseren Instinkten. Im Falle einer Gefahr übernehmen sie das Steuer. Sie werden vom entwicklungsgeschichtlich ältesten Teil unseres Gehirns gelenkt, dem sogenannten Stammhirn.

Wenn die Situation es allerdings weder erlaubt zu fliehen noch zu kämpfen, dann tritt das älteste Überlebensprogramm in Kraft, das wir haben: die Erstarrung. Diese Reaktion aus Urzeiten schaltet unseren Körper in höchster Gefahr quasi ab. Wenn das, was geschieht, für uns zu groß, zu stark und dadurch nicht zu verarbeiten ist, bricht unser Reiz-Schutz-Mechanismus zusammen. Übrig bleibt ein nicht zu bewältigender Stress. Die Notabschaltung friert diesen extremen Stress in unserem Organismus ein – wir geraten in einen Schockzustand. Im schlimmsten Fall fallen wir in Ohnmacht oder wir kollabieren.

Ein Trauma bedeutet also, dass eine bedrohliche Situation uns so stark erschüttert, dass wir nur noch mit einer Erstarrung auf sie reagieren können. Da das Trauma jedoch nicht im Ereignis selbst gründet, sondern vielmehr darin, wie eine Person – genauer: ihr Nervensystem – auf das Erlebte reagiert, hängt es vom jeweiligen Menschen ab, ab wann der Stress nicht mehr zu bewältigen ist und damit zum Trauma wird.

Eine Person kann beispielsweise einen Unfall als traumatisch erleben, während eine andere, die beim selben Unfall dabei war, dies nicht tut. Es gibt Kinder, die durch Operationen traumatisiert werden, für andere ist das nicht so. Und natürlich gehören auch Gewalttaten oder Misshandlungen zu den Ursachen für mögliche Traumatisierungen.

Die Wahrnehmung ist entscheidend: Was für den einen ein Trauma, ist für den anderen nur ein einfacher Unfall.

Das Erstarrungsprogramm ist im Tierreich wie bei den Menschen ausgesprochen sinnvoll. Ein bewegungsloses Tier wird leichter übersehen, somit ist die Starre die letzte Chance zu überleben. Ein weiterer Vorteil: Wenn es nicht gelingt, der Bedrohung zu entkommen, wird im Angesicht des Todes beim Sterben kein Schmerz empfunden, denn in der Erstarrung schüttet der Körper Hormone aus, die eine Schmerzunterdrückung und Betäubung zur Folge haben. Diese Abschaltreaktion, die auch Totstellreflex genannt wird, ist also der letzte Schritt in einem Notfallprogramm kurz vor dem Tod. Man kann sich vielleicht ausmalen, welche Dramatik eine solche Situation für Menschen haben kann.

Während eines traumatischen Erlebnisses werden zudem im Gehirn bestimmte Abläufe initiiert, die bewirken, dass sich Betroffene im Nachhinein oftmals nicht mehr an die furchtbare Situation erinnern können. Sie spalten das Ereignis von sich ab. Diese Abspaltung kann auch auf einer emotionalen Ebene geschehen. In diesem Fall können Betroffene zwar über das Trauma sprechen, fühlen dabei jedoch nichts. Die Trennung vom Fühlen, vom Denken und von Erinnerungen, die durch ein nicht zu bewältigendes Erlebnis entstanden ist, nennt man Dissoziation.

Menschen, die sich an die traumatische Situation erinnern können, berichten häufig von Phänomenen, die man sonst nur von Nahtoderfahrungen kennt. So scheinen Körper und Geist in diesem Moment getrennt, sodass uns das Erlebte vorkommt, als geschehe es nicht uns selbst. Darüber hinaus können Veränderungen der Wahrnehmung von Zeit und Raum oder von akustischen Signalen usw. auftreten. Wir befinden uns in solchen Momenten in einem biologischen und emotionalen Ausnahmezustand.

Ein Trauma kann wie eine Nahtoderfahrung sein.

Der unglaublich hohe Stresslevel, der in unserem Körper kurz vor dem Abschalten vorhanden war, ist bei einer Erstarrungsreaktion noch immer in uns eingefroren. Die Todesangst, mit der wir vor dem Abschalten konfrontiert waren, ist noch immer in unserem Nervensystem gespeichert. Das bedeutet: Auch wenn das traumatische Ereignis schon Jahre oder Jahrzehnte zurückliegt, kann sich *unser Körper immer noch in einem hocherregten Zustand befinden, es gelingt ihm nicht, diese Spannung loszuwerden.*

Durch die Fähigkeit zu dissoziieren, können Menschen nach einem Trauma »normal« weiterleben. Sie »bezahlen« diese Übererregung jedoch mit körperlichen und psychischen Störungen wie zum Beispiel Ängsten, aggressivem Verhalten, körperlichen Schmerzen, Depressionen oder Sucht- und Zwangsverhalten – wie beispielsweise dem emotionalen Essen.

Unvermittelte Trauma-Flashbacks stellen Anwesende vor große Rätsel.

Manchmal haben Traumatisierte auch mit sogenannten Flashbacks zu tun. Das heißt, eine Person, der bisher vielleicht gar nicht bewusst war, dass sie traumatisiert wurde – weil sie sich aufgrund der Notabschaltung nicht erinnern kann –, lebt ihren normalen Alltag und plötzlich sieht, hört oder riecht sie etwas, was sie unbewusst an das traumatische Erlebnis von früher erinnert. Die Folge davon ist: Sie reagiert »aus dem Nichts« vollkommen über. Bilder vom traumatischen Ereignis, Ängste und körperliche Schmerzen stürzen auf sie ein, die sich ihr Umfeld und sie selbst nicht erklären können.

Das Gehirn dieses Menschen verknüpft den harmlosen äußeren Reiz aus der Gegenwart mit dem früheren traumatischen Ereignis. Dadurch entsteht ein plötzlicher Zugang zu dieser eingefrorenen Energie, woraufhin das Nervensystem sehr stark reagiert.

Manche Menschen werden als Baby oder Kleinkind traumatisiert – also zu einer Zeit, in der die kognitive Erinnerungsfähigkeit noch nicht ausgebildet ist. Demzufolge ist es den Betreffenden nicht möglich, das Trauma über die Ratio ins Gedächtnis zu rufen. Unser Körper ist jedoch von Beginn unseres Lebens an mit unseren Erfahrungen verbunden. Da er von Anfang an instinktiv auf Gefahr reagiert, sind in ihm alle Körpererinnerungen abgespeichert, die für uns traumatisch waren. Ihn gilt es deshalb als »Zeitzeugen« bei der therapeutischen Behandlung des psychischen Traumas unbedingt mit einzubeziehen. Erst durch seine Berücksichtigung kann sich unsere Erstarrung und damit unser Trauma langsam lösen.

Wir dürfen nicht vergessen, dass Kinder Situationen als hochgradig bedrohlich empfinden können, die wir als Erwachsene so nicht einstufen würden, zum Beispiel Krankenhausaufenthalte. Auch wenn man ein Baby stundenlang schreien lässt, kann dies schwerwiegende Folgen haben. Ein Säugling kann nicht einschätzen, ob und wann jemand kommen wird, um sich seiner anzunehmen, wenn er schreit. Kommt längere Zeit niemand, empfindet er ab einem bestimmten Zeitpunkt Todesangst. Lassen wir ihn dann weiterhin allein in einem Zimmer, »helfen« sich manche Säuglinge in ihrer Angst, indem sie erstarren. Viele Erwachsene glauben dann, ihr Kind hätte sich beruhigt, aber seine Beruhigung basiert in dem Fall auf einer Notabschaltung. Es meint zu sterben, sodass sein Organismus auf das letzte Mittel zurückgreift: die Erstarrung.

Leider haben mehrere Elterngenerationen aufgrund falsch angenommener Erziehungsmaßnahmen ihre Babys beim Schreien allein gelassen. Manche meiner Klientinnen berichteten mir, dass es für sie emotional und körperlich schmerzhaft war, mitzuerleben, wie ihre Tochter oder ihr

Die Ursache für manch ein Trauma liegt in der Wiege.

Sohn über Stunden im Nebenzimmer schrie. Da jedoch sehr viele Menschen – auch pädagogische Experten – zur damaligen Zeit noch dachten, es wäre für die Erziehung des Kindes wichtig, es über Stunden schreien zu lassen, waren diese Mütter verunsichert und trauten sich oftmals nicht, ihrem ureigenen Gefühl zu folgen. Kein Tier – auch nicht der Mensch – schreit ohne Grund. Wenn Säuglinge weinen, sind sie in Not. Für viele Menschen ist die Erfahrung, als Baby über Stunden mit dieser Angst allein gelassen worden zu sein, bereits ein traumatisches Erlebnis mit schwerwiegenden Folgen für ihre weitere Entwicklung.

Da sich manche Betroffene durch die Notabschaltung nicht an das Trauma erinnern können, entwickeln sie körperliche Symptome, die weder sie selbst noch ihre Ärzte erklären können. Es ist ihre Seele, die schmerzt und die versucht, sich über den Körper mitzuteilen.

Diese Art von psychischen oder psychosomatischen Störungen geht im Falle eines traumatischen Erlebnisses auf die Übererregung unseres Nervensystems zurück. Infolge dieses biologischen Phänomens entwickeln wir psychische oder körperliche Probleme.

Manchmal betrifft diese innere Notabschaltung auch das Sprachzentrum. Das heißt, die Betroffenen können über das Ereignis nicht sprechen. Eine Gesprächstherapie hilft in diesem Fall dementsprechend nicht. Möglich auch, dass sie durch die Dissoziation eine Trennung von Wahrnehmungs- oder Gedächtnisinhalten vornehmen, die sich, wie oben erwähnt, darin ausdrücken kann, dass sie sich zwar an das traumatische Erlebnis erinnern können, aber dabei nichts fühlen. Ihr Körper befindet sich, obwohl sie »normal« darüber sprechen können, weiterhin in einem Notprogramm.

Allein über Reden findet der Körper nicht aus diesem Notprogramm heraus. Auch hier kann eine Gesprächstherapie also nicht ausreichend in der Tiefe wirken. Bei anderen Störungen kann sie wertvoll und wunderbar sein, aber bei einem Trauma ist das Gespräch allein nicht ausreichend. Die Betroffenen brauchen in diesem Fall eine Traumatherapie.

Traumatisierte Menschen suchen bewusst oder unbewusst nach Wegen, um mit der Übererregung ihres Nervensystems umgehen zu können. Die einen versuchen, sich mit Drogen zu helfen, andere entwickeln andere Verhaltensweisen, die es ihnen ermöglichen, ihrer inneren Anspannung zu begegnen.

Essen spielt dabei für manche Menschen deshalb eine so wichtige Rolle, da es unser Nervensystem zumindest vorübergehend schnell beruhigen kann. Über das Essen können wir unser Nervensystem selbst regulieren – vermeintlich. Denn es sind zwar wir, die die Kekse essen, aber es wird von uns häufig als eine zwanghafte und fremdbestimmte Handlung erlebt.

> Essen kann wie eine Droge zu innerer Ruhe führen – vorübergehend.

Da uns ein bestimmtes Essverhalten die schwer aushaltbaren Empfindungen – wie zum Beispiel Unruhe oder Angst –, die sich als Folge von Traumatisierungen entwickelt haben, tatsächlich abdämpfen kann, setzen wir das Essen immer wieder als eine Art Medikament ein, um uns kurzfristig entspannen zu können. Für die Behandlung einer Essstörung ist deshalb die Frage nach einer Traumatisierung von Bedeutung. Denn liegt eine vor, ist ein Ausstieg aus der Essproblematik nur dann möglich, wenn auch das Trauma mitbehandelt wird. Und dafür braucht es professionelle Unterstützung.

Lieber Herr Lohmann, ich hoffe, ich konnte Ihre Frage ausreichend beantworten und sende Ihnen herzliche Grüße

Ihre
Maria Sanchez

Gibt es eine Verbindung zwischen Depressionen und emotionalem Essen?
Ein besonderes Trauma – das Entwicklungstrauma

Ein Trauma muss nicht unbedingt auf ein einmaliges Schockerlebnis zurückgehen. Eine weitere Traumatisierungsform, die ebenfalls in einem engen Zusammenhang mit einer Essstörung steht und als »Entwicklungstrauma« bezeichnet wird, ist das Thema des folgenden Hörerbriefes.

Liebe Frau Sanchez,

ich bin 24 Jahre alt und habe bereits seit meiner Kindheit große Probleme mit dem emotionalen Essen. Als Teenager wurde bei mir zusätzlich noch eine Depression diagnostiziert. Vor Kurzem habe ich etwas über Entwicklungstraumata gelesen und fühlte mich davon sehr angesprochen. Nun frage ich mich, ob es eine Verbindung zwischen beidem geben könnte? Ich würde mich sehr freuen, wenn Sie mir über Ihre Erfahrungen mit Entwicklungstraumata berichten könnten und wie Sie die Verbindung zu einer Essstörung sehen.

Vielen Dank!
Anika

Liebe Anika,

auch wenn Sie nicht detaillierter über Ihre Lebensgeschichte geschrieben haben, wird doch in den wenigen Zeilen deutlich, dass Ihr Weg bisher nicht leicht war. Aber auch wenn wir keinen guten Start ins Leben hatten, müssen wir nicht in dem daraus resultierenden Teufelskreis verharren. Wandlung ist möglich.

Bei dem Wort »Trauma« denken die meisten an ein Ereignis, das uns innerlich vollkommen überwältigt hat, wie zum Beispiel eine Vergewaltigung, ein Überfall oder ein Unfall. Ein solches singuläres traumatisches Erlebnis nennt man Schocktrauma.

Weit weniger bekannt ist das Entwicklungstrauma, von dem Sie auch in Ihrer E-Mail sprechen. Bei dieser Traumatisierungsform geht es unter anderem darum, dass die engen Bezugspersonen in der Herkunftsfamilie zu den Betroffenen keine ausreichende Bindung hergestellt haben. Die dadurch verursachten Verletzungen sind zwar nicht sichtbar, können bei den Betroffenen dennoch große, teilweise katastrophale Auswirkungen zeigen.

Kinder, die keine emotional sichere Bindung mit ihren engen Bezugspersonen kennenlernen durften, können in ihrer weiteren Entwicklung auf diese Erfahrung nicht zurückgreifen. Demzufolge können sie bei zwischenmenschlichen Kontakten nicht aus dieser Quelle schöpfen.

Für Kinder ist ein Mangel an Nähe und Kontakt eine Katastrophe.

Aus der neurobiologischen Forschung weiß man heute, wie elementar wichtig die Beziehungserfahrung zu Beginn unseres Lebens für unsere Entwicklung ist. Unser Gehirn »formt« sich unter anderem unter dem Eindruck dieser Erfahrung. Auf der Basis der frühen Beziehung zu unseren primären Bezugspersonen entwickeln wir bestimmte Verhaltensmuster im Umgang mit uns selbst und mit anderen.

Es gibt mittlerweile groß angelegte Studien, die teilweise über 20 Jahre liefen und in deren Verlauf man Menschen von Geburt an bis ins Erwachsenenalter in ihrer Entwicklung begleitet hat, mit denen man den immensen Einfluss von Bindungen und Beziehungen in der Kindheit auf das spätere Leben nachweisen konnte.

In Ihrer Mail schreiben Sie, dass Sie bereits etwas zum Thema »Entwicklungstrauma« gelesen haben. Da ich nicht weiß, welche Informationen Ihnen bekannt sind, liebe Anika, würde ich Ihnen zunächst gern ein paar grundsätzliche und wichtige Elemente erklären, die zur Entstehung dieser seelischen Verletzung beitragen.

Den Begriff »Entwicklungstrauma« gibt es erst seit wenigen Jahren, nämlich erst seitdem wir generell mehr über neurobiologische Prozesse und damit auch mehr über Traumatisierungen wissen. Da die Erkenntnisse über diese Traumatisierungsform noch verhältnismäßig neu sind, findet diese leider noch nicht überall die Berücksichtigung, die sie eigentlich verdient. Ich hoffe sehr, dass sich dies in den nächsten Jahren noch ändern wird.

Jeder Mensch sehnt sich nach Nähe, und jeder Mensch hat die Sehnsucht, sich im Leben willkommen zu fühlen. Man weiß aus Untersuchungen, wie stark sich Babys binden möchten und wie kommunikativ sie sind. Sind unsere engen Bezugspersonen in der Lage, auf unsere Signale zu reagieren und mit uns eine sichere emotionale Bindung einzugehen, können wir diese Erfahrung in unsere »Persönlichkeits-DNA« aufnehmen. Für uns ist es dann normal, mit anderen Menschen offen und vertrauensvoll in Beziehung zu treten.

> Wer sich als Kind nicht willkommen fühlt, zweifelt an seinem Daseinsrecht.

Haben wir jedoch Eltern, die – aus welchen Gründen auch immer (eigene emotionale Verletzungen in der Kindheit, Drogen, Depressionen, Angstzustände usw.) – nicht in der Lage sind, diese Bindung herzustellen, können sie uns weder Sicherheit vermitteln noch das Gefühl, willkommen zu sein. Dieses Erlebnis führt bei vielen Betroffenen in ihrer weiteren Entwicklung dazu, dass sie sich selbst kein natürliches Daseinsrecht zugestehen können.

Als Babys sind wir vollkommen abhängig von unseren Eltern. Ein Kind braucht seine engen Bezugspersonen, um überleben zu können. Die einzige Zuflucht, die es hat, sind die Erwachsenen in seinem engen Umfeld. Wegen der starken Abhängigkeit, die mit einer großen Verletzlichkeit einhergeht, reagiert das Kind auf Zurückweisung und fehlenden Kontakt zu diesen Personen mit quälender Angst. Geschieht dies zu häufig, überfordert die Angst den noch unfertigen Organismus.

Ein Baby kann sein eigenes Nervensystem nicht regulieren. Es braucht die emotionale Einstimmung auf die Mutter, damit diese es durch ihr Nervensystem beruhigen kann. Diese enge Verbindung zwischen Mutter und Kind kann man bei genauerer Beobachtung sehr gut erkennen. Fällt das Kind beispielsweise hin, fängt es häufig nicht sofort an zu weinen. Es schaut erst einmal zur Mutter und beobachtet, wie diese reagiert. Ist diese ängstlich oder unsicher, weint das Kind. Reagiert sie jedoch gelassen, beruhigt sich auch das Kind schnell wieder.

Kann die Mutter ihrem Kind dauerhaft keine emotional sichere Bindung bieten – entweder, weil sie einfach nicht existiert, oder weil sie ihr Kind zwar körperlich mit allem versorgt, es aber aufgrund eigener Probleme emotional nicht wirklich nähren kann –, gerät das Kind in Not.

Sein Organismus empfindet die Situation als eine hochgradige Bedrohung. Ein erwachsener Mensch würde sich in einer solchen Situation von seiner Bezugsperson entfernen. Ein Kind kann das nicht. Es kann nicht fliehen oder gegen die Bedrohung kämpfen. Da die »Gefahr« von der Mutter oder von der Familie ausgeht, das Kind aber weiterhin von ihnen abhängig ist, gibt es keine Möglichkeit, der Situation zu entkommen. Aus der Perspektive des Kindes bleibt diese Bedrohung somit dauerhaft bestehen.

Wenn die Bezugspersonen offensichtliche Probleme haben – zum Beispiel ein Drogenproblem – ist dies leicht nachzuvollziehen. Aber eine Mutter oder ein Vater können nach außen auch sehr fürsorglich wirken und dennoch für das Kind emotional nicht erreichbar sein.

Für Kinder führt ein Mangel an Zuwendung in eine ausweglose Not.

Eltern können ihr Kind äußerlich mit allem Notwendigen versorgen und dennoch auf einer tieferen Ebene keine emotionale Bindung mit ihm eingehen. Obwohl es auf den ersten Blick nicht auffällt, kann das Kind in dem Fall in ein seelisches Leid geraten.

Es gibt ein sehr eindrucksvolles Experiment zu diesem Themenkomplex, das »Still-Face-Experiment« genannt wird (bewegungsloses Gesichts-Experiment). Es wurde ursprünglich von dem amerikanischen Psychologieprofessor Edward Tronick durchgeführt. In Video-Aufzeichnungen wird erschreckend deutlich, wie ängstlich und verzweifelt ein Kind reagiert, wenn es kurzzeitig keinen mimischen oder gestischen Kontakt zur anwesenden Mutter aufbauen kann.

Ausgehend von diesem Experiment kann man sich denken, wie grausam es für ein Kind sein muss, wenn es dauerhaft keine Bindung herstellen kann. Vielleicht ist Ihnen dieses Experiment bereits bekannt, liebe Anika. Falls nicht, möchte ich Ihnen sehr empfehlen, sich die Videos dazu im Internet einmal anzuschauen.

Wenn das Kind keine sichere emotionale Bindung erfährt, setzt ab einem bestimmten Angstlevel im Gehirn das älteste Überlebensprogramm ein, das wir Menschen haben: die Erstarrung. Sie ist der letzte Ausweg, um mit einer Situation vollkommener Überforderung fertig zu werden. Ist eine Bedrohungssituation chronisch und unauflösbar, bewältigt das Kind sie, indem es abstumpft und seine hohe Angstspannung mithilfe der Erstarrung in seinem Organismus einfriert.

Diese traumatische Situation löst eine Deregulierung aus, die sich auf alle biologischen Systeme des Körpers auswirkt. Es ist die Grundlage für viele scheinbar unzusammenhängende kognitive, emotionale und physiologische Probleme.

Durch die Defizite zu Beginn des Lebens entstehen beim Kind anhaltende Schamgefühle und das Empfinden von Wertlosigkeit. Es kann nicht einordnen, dass die Situation, in der es lebt, schlecht ist. Stattdessen glaubt es, es selbst sei schlecht. Auf diesem wackeligen Fundament baut das Kind sein psychisches Ich-Empfinden aus.

Alles, was wir in Beziehungen später erleben, wird auf der Grundlage dieser Erfahrungen eingeordnet. Kommt uns jemand emotional nahe, erinnert sich unser Gehirn an die frühere Bedrohung und meldet schnell Alarm. Diese Reaktion geschieht unwillkürlich. Wir geraten dann, ohne dass wir es möchten, bei Nähe zu einem anderen Menschen erneut in eine Übererregung. Diese führt dazu, dass wir entweder aus dem Kontakt fliehen oder mit unserem Gegenüber zu kämpfen beginnen – zum Beispiel indem wir streiten – oder erneut in die Erstarrung fallen und als Folge dessen nichts mehr fühlen können.

> Unser Gehirn vergisst nicht. Es schlägt Jahrzehnte später noch Alarm.

Das Nervensystem von Kindern, die zu wenig Aufmerksamkeit, Liebe und Zuwendung bekommen haben, reagiert genauso, wie das Nervensystem von Menschen, die Schocktraumata erlitten haben.

Ein Entwicklungstrauma entsteht jedoch nicht nur durch Kontaktprobleme mit unseren engsten Bezugspersonen im Säuglings- und Kindesalter. Unser Nervensystem kann auch durch andere stark bedrohliche Situationen, die wir als Kind erlebt haben, übererregt worden sein und nicht wieder in seinen »Normalzustand« zurückgefunden haben. Solche Situationen können zum Beispiel schwierige Geburten, Brutkastenerfahrungen ohne Körperkontakt und frühe Krankenhausaufenthalte sein. Auch diese Erlebnisse können unsere Fähigkeit, mit uns selbst und mit anderen in Kontakt zu treten, nach dem eben beschriebenen Prinzip beeinträchtigen. Wir sind dann von unserem Körper, von uns selbst und der Beziehung zu anderen Menschen abgeschnitten. Wir fühlen uns einerseits isoliert, meiden andererseits aber auch jeden echten menschlichen Kontakt. Wir haben dann eine Sehnsucht nach Nähe – und gleichzeitig extreme Angst davor.

Man könnte auch sagen: Viele Betroffene, die ein Entwicklungstrauma erlitten haben, spüren in Begegnungen mit Menschen zwei gegensätzliche Seiten in sich. Eine Seite sagt: »Komm näher, lass mich bitte nicht allein!«, während gleichzeitig eine andere Seite deutlich macht: »Komm mir bloß nicht zu nah! Bleib weg! Ich trau dir nicht!«

Für Betroffene ist dies ein furchtbarer Zustand, da er unter anderem mit einem starken Empfinden von Einsamkeit einhergeht. Da jedoch nicht, wie bei einem Schocktrauma, etwas Dramatisches in der Kindheit vorgefallen sein muss, gehen diese Zustände nicht selten mit Gedanken einher wie: »Warum reagierst du so? Es ist doch in deiner Vergangenheit gar nichts Schlimmes passiert! Du übertreibst und dramatisierst mal wieder!« Das kann extrem verstörend sein. Umso wichtiger ist es, dass es eine Person gibt, zum Beispiel eine Therapeutin oder einen Therapeuten, die das innere Opfer in uns bezeugen können und es ernst nehmen.

Wie sind Sie ins Leben gestartet, liebe Anika? Gab es bei Ihnen eine lang anhaltende emotionale Bindungslosigkeit, die Sie womöglich überfordert hat, war Ihre Geburt eventuell schwierig, oder hatten Sie als Kind bereits Krankenhausaufenthalte?

Sie schreiben in Ihrer Mail, dass bei Ihnen eine Depression diagnostiziert worden sei. Die Ursachen für Depressionen sind vielfältig. Sie können auch in traumatischen Verletzungen liegen. Das Vergeblichkeitsgefühl, das manche Menschen geradezu lähmt (»Egal, was ich mache, es wird sowieso nicht besser!«), kann manchmal eine Folge der Ohnmachtserlebnisse der Vergangenheit sein. Es war einfach niemand da, der ihnen Schutz, Sicherheit, Verlässlichkeit und eine ausreichende Portion Liebe geben konnte. Deshalb lassen sie sich auf das zurückfallen, was sie seit damals kennen: die Ohnmachtserfahrung. Das muss aber nicht so bleiben, liebe Anika. Man wird Ihnen helfen können, wenn Sie den Mut aufbringen, professionelle Hilfe in Anspruch zu nehmen.

Ein Entwicklungstrauma kann man behandeln. Aber man braucht Hilfe.

Sie haben in Ihrer Mail noch die wichtige Frage zu der Verbindung zwischen einem Entwicklungstrauma und einer Essstörung gestellt. Sowohl bei einem Schocktrauma als auch bei einem Entwicklungstrauma spielt ein übererregtes Nervensystem eine wichtige Rolle. Dieses komplexe Thema und seine Verbindung zu einem übermäßigen Essen würde ich Ihnen gern abschließend noch erläutern:

Jeder Mensch hat ein sogenanntes autonomes Nervensystem. Dieses ermöglicht uns, von einer Anspannung in eine Entspannung zu wechseln und umgekehrt. Zum Erledigen von Aufgaben benötigen wir beispielsweise eine gewisse Anspannung. Ist die Arbeit erledigt, schaltet unser Nervensystem im gesunden Zustand in den Entspannungsmodus, damit wir uns erholen und regenerieren können.

Das Zusammenspiel dieser beiden Seiten folgt einer Wellenbewegung, mal bewegt sich die Welle nach oben (Anspannung), mal nach unten (Entspannung). Der Raum zwischen den Enden dieser beiden Wellen wird in der Psychologie »Toleranzfenster« genannt.

Solange wir uns innerhalb des Toleranzfensters bewegen, fühlen wir uns gut. Sind wir gestresst, bewegen uns dabei aber innerhalb der »Wellenamplitude«, können wir mit dem Stress gut umgehen.

Im Alltag bewegen wir uns idealerweise immer innerhalb des Toleranzfensters. Das heißt, wir wechseln von Anspannung zu Entspannung, von wach zu müde, von ängstlich zu neugierig, um nur einige Polaritäten aufzuzeigen. Natürlich gibt es im Alltag auch mal Situationen, in denen wir stärker herausgefordert sind. Ein gesunder Organismus kann sich aber immer wieder gut selbst regulieren.

Die Größe unseres Toleranzfensters bestimmt unsere Stressresistenz.

Die Größe unseres Toleranzfensters bestimmt, wie wir mit Stress umgehen können. Haben wir ein großes Fenster, sind auch die An- und Entspannungswellen entsprechend groß. Wir fühlen uns dann von Aufgaben zwar herausgefordert, aber nicht überfordert. Überschreitet die Wellenbewegung jedoch unser Toleranzfenster, wandelt sich die Herausforderung schnell in eine Überforderung.

Die Fähigkeit, mit Stress umzugehen, nennt man in der Psychologie »Resilienz«, was so viel wie psychische Widerstandskraft oder Belastbarkeit bedeutet. Diese Belastbarkeit hängt sehr stark davon ab, wie groß unser Toleranzfenster ist. Fällt es uns schwer, innerhalb des Fensters zu bleiben, sodass unsere Wellenamplitude immer wieder über das Fenster hinausschießt, benötigen wir Mittel oder Aktivitäten, die uns helfen, uns wieder ins Fenster hinein zu regulieren. Und essen ist für viele Menschen eine schnelle und effektive Möglichkeit, um genau dies zu erreichen.

Die Größe des Fensters wird in den ersten Lebensjahren gebildet und hängt im Wesentlichen davon ab, welche Qualität der Kontakt zu unseren engen Bezugspersonen hatte. Bei traumatisierten Menschen ist das Fenster klein. Dieser Umstand bereitet ihnen bei der Bewältigung ihrer Alltagsaufgaben große Probleme. Bei nicht traumatisierten Personen ist das Fenster sehr viel größer.

Wie oben bereits erwähnt, können wir uns als Baby nicht selbst regulieren. Wir sind darauf angewiesen, dass zum Beispiel unsere Mutter uns beruhigt, wenn wir aufgeregt sind, und uns anregt, wenn wir Kontakt- oder Spielsignale senden. Anhand des Toleranzfensters unserer Mutter bilden wir unser eigenes Fenster aus. Wir können als Kind also unsere Selbstregulation nur von unserer Mutter bzw. von einer engen Bezugsperson lernen. Konnte sie uns nicht gut regulieren, weil sie aufgrund ihrer eigenen Geschichte ein enges Toleranzfenster hatte, werden auch wir nicht belastbar sein. Dann fühlen wir uns schon bei kleineren alltäglichen Aufgaben gestresst, überfordert und schnell verunsichert. Und wir vergleichen uns mit anderen Menschen und wundern uns, warum wir schneller gestresst sind als sie.

Da wir eine intakte Selbstregulation in so vielen Situationen benötigen, zum Beispiel um uns zu entspannen, um Impulse zu fühlen, eine Absicht in die Tat umzusetzen, uns zu konzentrieren, mit Frustration umzugehen usw., lohnt es sich, uns mit der Funktionstüchtigkeit unserer Selbstregulation zu beschäftigen.

Eine nicht gut funktionierende Selbstregulation lässt sich übrigens nicht sofort an Äußerlichkeiten erkennen. Betroffene, die kein großes Toleranzfenster haben, können manchmal dennoch – oder gerade deshalb – sehr viel leisten. Dieses Paradoxon löst sich schnell auf, wenn wir uns vor Augen führen, was einer meiner Klientinnen widerfuhr.

Meine Klientin Bettina ist das, was man umgangssprachlich eine Powerfrau nennt. Sie ist sehr erfolgreich in ihrem Beruf und wird von allen für ihre hohe Belastbarkeit gelobt. Bei genauerer Betrachtung wird jedoch deutlich, dass sie emotional nicht so belastbar ist, wie es nach außen scheint. Steht eine Aufgabe an, empfindet sie schnell große Angst, den Anforderungen nicht gewachsen zu sein. Diese

Wer arbeitet wie ein Pferd, muss nicht unbedingt ein großes Toleranzfenster haben.

Angst kompensiert sie durch einen verstärkten Aktionismus. Sie dreht dann ihren inneren Motor so stark auf, bis dieser beinahe überdreht. Die Bedrohung, die sie empfindet (»O Gott, ich schaffe es nicht!«), aktiviert in ihr ein Flucht-und-Kampf-Notfallprogramm.

Jeder Mensch schaltet bei Stress mehr oder weniger in dieses Programm. Ist jedoch ein früheres Trauma daran gekoppelt, wird mit diesem Vorgang automatisch auch eine alte Traumawunde wieder aufgerissen. Das führt im Organismus zu einer Übererregung. Bettina legt dann ein übertriebenes Essverhalten an den Tag, um ihr übererregtes Nervensystem zu beruhigen. Zudem hat sie große Probleme, sich nach getaner Arbeit zu entspannen. Nachts kommt sie nicht zur Ruhe und schläft dementsprechend schlecht. Ihr System kann einfach nicht abschalten, da es sich in einem anhaltend hocherregten Zustand befindet. Durch die fehlende Erholung der Nachtruhe fühlt sie sich tagsüber oft sehr erschöpft. Dass sie ihre Aufgaben allein aus einem Überlebensprogramm heraus meistert, bekommt niemand mit. Sie leistet viel, brennt dabei innerlich aber immer mehr aus.

Auch Bettina leidet unter einem Entwicklungstrauma. Bei ihr hat sich das Überlebensprogramm des »Machens« daraus gebildet. Indem sie schon früh diesen »Machen-Modus« in sich entwickelt hat, war sie in der Lage, dem Empfinden ihrer Kindheit, nämlich ausgeliefert zu sein, etwas entgegenzusetzen. So konnte sie sich trotz eines übererregten Nervensystems, dessen Ursprung Angst ist, eine Form von Sicherheit geben.

Das Problem ist aber, dass die nicht aufgelöste Übererregung von damals noch immer in ihrem Organismus vorhanden ist und mit jeder neuen Aufgabe

> Ein über Jahre auf Hochtouren laufendes Nervensystem brennt irgendwann aus: Burnout!

aktiviert werden kann. Ihr Nervensystem läuft seit Jahren viel zu hoch. Kein Körper kann das auf Dauer aushalten. Irgendwann laufen wir Gefahr auszubrennen, was man heute treffend als »Burnout« bezeichnet.

Obwohl das Toleranzfenster meiner Klientin nach außen groß und weit erscheint, ist es innerlich nur sehr klein und eng. Die gute Nachricht aber ist: Wir können unser Toleranzfenster auch als Erwachsene noch weiten. Das braucht Zeit, aber es ist möglich!

Weil Essen unser Nervensystem zu beruhigen vermag, können viele Menschen nicht davon lassen. Wir benötigen also einen umfassenden Blick für die Gründe einer Essstörung. Die traditionelle Fokussierung auf Verhaltensstrategien wie Sport- und Ernährungsprogramme ist einfach nicht ausreichend. Ohne das Thema »Selbstregulation« in den Fokus zu nehmen, werden davon Betroffene ihre Essstörung nicht überwinden können. Sie brauchen dieses Antistressmittel, um die permanente Überschreitung ihres Toleranzfensters handhaben zu können.

Hinzu kommt, dass das Essen für viele Betroffene noch eine weitere wichtige psychologische Funktion erfüllt. Als früher niemand für sie da war, war Schokolade ihr Trost. Beim Essen konnten sie bestimmen, wann sie etwas bekamen. Beim Essen wurden sie nie zurückgewiesen. Beim Essen konnten

> Essen kann der beste Freund sein – und der größte Feind.

sie ihre emotionalen Bedürfnisse ersatzweise sicher erfüllen. Hier erlebten sie Selbstbestimmung. Für viele Menschen ist Essen deshalb der engste Freund und gleichzeitig der verhassteste Feind, den sie haben.

Abschließend möchte ich gerne noch einige Symptome aufführen, die bei der Überschreitung des Toleranzfensters auftreten können. Auch wenn diese Auflistung nicht vollständig ist, vermag Sie Ihnen vielleicht einen Eindruck vermitteln, wie sich Traumaenergie bei uns zeigen kann, gegen die wir als Gegenpol möglicherweise das Essen als Mittel zur Bewältigung unbewusst einsetzen:

- Nicht zur Ruhe kommen können
- Konzentrationsschwäche
- Ständig aktiv sein, immer in Bewegung sein müssen
- Wutausbrüche
- Depression
- Das Empfinden von Sinnlosigkeit
- Sich abgeschnitten fühlen
- Schlaflosigkeit
- Angespanntheit
- ADHS
- Misstrauen
- Fortwährende Suche nach einem »Adrenalinkick«
- Nicht erklärbare körperliche Schmerzen
- Selbstmedikation mit allem, was beruhigt
- In eine Art »Trance« fliehen, zum Beispiel durch exzessives Fernsehen oder exzessiv lange vor dem Computer sitzen

Das Thema »Trauma« ist zwar sehr komplex, dennoch hoffe ich, dass ich Ihnen mit meiner Antwort ein wenig helfen konnte. Es braucht Mut, um sich einem Trauma zu stellen. Aber wenn unsere

Sehnsucht größer ist als unsere Angst, können wir uns auf den Weg machen.

Eine meiner Klientinnen, die sich wegen eines Entwicklungstraumas intensiv mit ihrem inneren und äußeren Rückzug auseinandersetzen musste, spürte ab einem gewissen Punkt auf ihrem Weg den Impuls, in die Welt gehen zu wollen. Ihren Mut dazu drückte sie in folgenden, berührenden Sätzen aus, die ich gern zum Abschluss hier anführen möchte. Sie sagte: »Heute werde ich vor die Tür gehen und meine Traurigkeit und Unsicherheit nach all den Jahren mit in die Welt nehmen. Ich werde sie nicht länger verstecken, denn ich kann jetzt fühlen: Ganz vorne weg geht mein Herz!«

Alles Gute!

Ihre
Maria Sanchez

In Gesellschaft esse ich immer zu viel
Die Aufmerksamkeit auch auf sich selber lenken

Auch Menschen, die in ihrem Alltag kein Essproblem haben, können zu bestimmten Anlässen zu viel essen. In der folgenden Mail beschreibt Viola Zinner eine solche situative Essproblematik.

Liebe Frau Sanchez,

ich frage mich, warum ich in Gesellschaft nicht gut mit dem Essen aufhören kann. Ich fühle mich danach oft zu satt. Da ich ansonsten kein Problem mit dem Essen habe, ist es zwar nicht so schlimm, denn es gleicht sich immer wieder aus. Aber ich frage mich dennoch, ob es etwas gibt, was ich tun könnte, damit ich mich nach einem geselligen Essen nicht immer so voll fühle? Haben Sie eine Idee?

Herzliche Grüße und vielen Dank für Ihre Antwort

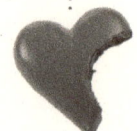

Viola Zinner

Liebe Frau Zinner,

wenn wir in Gesellschaft zu viel essen, kann dies verschiedene Gründe haben. Um rechtzeitig mit dem Essen aufzuhören, müssten wir als Erstes wahrnehmen können, wann unser Körper das Signal »Ich bin satt« sendet. Da wir bei einem Gespräch in Gesellschaft in der Regel jedoch abgelenkt sind, können wir das Sättigungssignal überhören. Wie Sie es in Ihrer Mail beschreiben, empfinden wir ab einem bestimmten Zeitpunkt nur noch ein unangenehmes Völlegefühl.

Neben der fehlenden Aufmerksamkeit kann es aber noch andere Gründe geben, die uns in Gesellschaft zu viel essen lassen. Bei manchen Menschen bauen sich in Gesellschaft innere Spannungen auf, die sie in dem Moment gar nicht bewusst spüren.

So können wir beispielsweise mit Kollegen zu Mittag essen und uns unbewusst unter Druck setzen, besonders gesellig wirken zu wollen. Fühlen wir uns innerlich jedoch an dem betreffenden Tag gar nicht in Form und passen unser Verhalten unserem Gefühl nicht an, bezahlen wir dieses Übergehen unseres emotionalen Empfindens mit einem vollen Bauch.

Ein weiteres beispielhaftes Szenario könnte sein, dass wir mit unserem Partner beim Abendessen sitzen und die Atmosphäre angespannt ist. Wenn wir nun mit der Mahlzeit beginnen, werden wir uns, was unsere körperliche Sättigung betrifft, mit großer Wahrscheinlichkeit übergehen, weil wir das Essen unbewusst als Beruhigung einsetzen.

Es muss übrigens nicht immer ein unangenehmer Anlass sein, der uns in Gesellschaft mehr essen lässt, als uns gut tut. So hatte eine Klientin von mir das Problem, dass sie bei Rendezvous grundsätzlich zu viel aß. Das Essen bot ihr einfach die Möglichkeit, ihre Aufgeregtheit im Zaum zu halten.

Das übermäßige Essen in Gesellschaft geschieht in der Regel unbewusst. Die Betreffenden nehmen sich selbst nicht mehr wahr, und verlieren den Überblick, was und wie viel sie essen. Um dem Essen in Gesellschaft seine Funktion und Bedeutung als psychologische Hilfestellung zu nehmen und damit Sie in Zukunft ihr Sättigungssignal besser spüren können, würde ich Ihnen, liebe Frau Zinner, gern zwei Dinge empfehlen:

1. Suchen Sie sich zu Beginn einer Mahlzeit irgendetwas auf dem Tisch, das Ihnen als Erinnerungszeichen dient – zum Beispiel den Brotkorb. Jedes Mal, wenn Sie ihn während des Tischgesprächs erblicken, kann er Sie daran erinnern, sich selbst wieder wahrzunehmen und die Aufmerksamkeit wieder mehr auf sich selbst zu lenken.
Um dieser Selbstachtsamkeit willen kann es nützlich sein, die Hände ineinander zu legen, sie unauffällig zu »kneten« und dann in sie hinein zu spüren. Eine andere effektive Möglichkeit für das »Zurückholen seiner selbst« könnte darin bestehen, sich während des Gesprächs immer wieder mal auf das eigene Atmen zu fokussieren.

2. Wenn Sie wieder bei sich sind, fragen Sie sich bitte kurz, wie es Ihnen geht. Fühlen Sie sich gut oder angespannt? Sind sie noch hungrig oder bereits satt? Den Antworten entsprechend können Sie dann bewusst reagieren.

Diese beiden Übungen lassen sich, ohne ein Gespräch unterbrechen zu müssen, unauffällig und gut in eine Kommunikation einbauen.
Alles Gute bei Ihrer nächsten Mahlzeit in Gesellschaft!

Ihre Maria Sanchez

Meine Tochter ist zu dick

Die eigenen Vorstellungen auf den Prüfstand stellen

Der Umgang mit den eigenen Kindern ist eine große Herausforderung. Wir möchten ihnen Leid ersparen, indem wir sie in eine bestimmte Richtung lenken, von der wir meinen, dass sie richtig ist – und erreichen damit leider manchmal genau das Gegenteil. Ein Freund von mir nannte es einmal: »Fehler, die Eltern aus Liebe machen«.

Wir sollten anhand der Reaktion unserer Kinder stets überprüfen, ob unser Handeln tatsächlich hilfreich für sie ist, denn dies stellt die Basis für ein gutes Verhältnis zu ihnen dar. Doch sind wir als Eltern in der Lage, das Feedback unserer Kinder wahrzunehmen und uns gegebenenfalls selbst zu hinterfragen und zu korrigieren? Oder beharren wir zu oft darauf, recht zu haben? Bei der Antwort auf diese beiden Fragen kann der Blick auf unsere eigene Biografie eine wichtige Rolle spielen. Die folgende Mail behandelt diese nicht ganz einfache Thematik.

Liebe Frau Sanchez,

ich habe ein Problem mit meiner Tochter. Sie war schon immer ein molliges Kind und hatte es deshalb nicht leicht. Sie ist jetzt 16 Jahre alt und hat seit einiger Zeit so viel zugenommen, dass es so nicht mehr weitergeht. Jede Diät, die wir probieren, scheitert. Haben Sie eine Idee, was wir noch tun könnten?

Britta König

Liebe Frau König,

dass Sie sich als Mutter um Ihr Kind sorgen, kann ich sehr gut verstehen. Sie lieben Ihre Tochter und möchten, dass es ihr gut geht. Zu sehen, wie sie unter ihrem Gewichtsproblem leidet, ist für Sie als Mutter bestimmt nicht leicht. Leider haben Sie in Ihrer Mail nicht viel über Ihre Tochter oder über das Verhältnis zwischen Ihnen beiden geschrieben. Deshalb ist es für mich schwierig, auf das Essproblem Ihrer Tochter genauer einzugehen. Mir sind in Ihrem Brief jedoch einige Formulierungen aufgefallen, die in Bezug auf Ihre Frage eventuell von Bedeutung sein könnten.

Wenn ich mich mit Müttern oder Vätern über die Essproblematik ihrer Kinder unterhalte, ist es hilfreich, wenn der Blick dabei nicht nur auf die Essstörung des Kindes fällt, sondern auch die Beziehung der Eltern zu sich selbst und zu ihren Kindern mit einbezogen wer-

den kann. Zwischen uns Eltern und unseren Kindern gibt es nicht nur eine bewusste, sondern natürlich auch eine unbewusste Verbindungsdynamik. Deshalb kann es lohnenswert sein, ein wenig tiefer zu ergründen, was es mit uns als Eltern macht, wenn unsere Söhne oder Töchter in Schwierigkeiten geraten. Denn manchmal besteht die Gefahr, dass wir unsere eigenen Probleme ungewollt mit denen unserer Kinder vermengen.

Wenn ich im Folgendem auf einige Sätze Ihrer Mail eingehe, die mir aufgefallen sind, hoffe ich, liebe Frau König, dass Sie meine Worte so einordnen, wie ich sie von Herzen meine, nämlich unterstützend und nicht verurteilend. Ich bin mir sicher, Sie hätten mir nicht geschrieben, wenn Sie Ihrer Tochter nicht helfen wollten. Letztlich ist das, was ich sage, ein Vorschlag, und Sie können entscheiden, ob Sie ihn annehmen oder nicht.

Zu Beginn Ihrer Mail schreiben Sie: »Ich habe ein Problem mit meiner Tochter.« Sie schreiben nicht: »Meine Tochter hat ein Problem.« Ich habe mich beim Lesen deshalb gefragt: »Wer hat hier welches Problem?«

Wie wichtig die Klärung dieser Frage sein kann, möchte ich Ihnen gern anhand eines Beispiels erläutern: Zu meinem Bekanntenkreis gehörte eine Mutter, die große Schwierigkeiten mit ihrer stark übergewichtigen Tochter hatte. Diese Frau sprach mich irgendwann auf das Gewichtsproblem ihres Kindes an. Neben der verständlichen Sorge um ihr Kind habe sie noch einen weiteren Antrieb, weshalb sie sich wünschte, dass ihre Tochter abnehmen möge. Sie wollte einfach nicht, dass andere Menschen denken, es gehe ihrem Kind schlecht. Ihre Befürchtung war, dass man dies ihr als Mutter ankreiden könne. Ich war sehr beeindruckt von der Ehrlichkeit und Offenheit dieser Frau. Es war spürbar, dass sie bereit war, sich selbst für die Lösung des Problems nicht außen vor zu lassen.

Der Fall Ihrer Tochter kann ganz anders liegen. Ich kenne Sie nicht, und weiß zu wenig über Sie und Ihr Kind. Aber vielleicht lohnt es sich, dass Sie sich mit der eben gestellten Frage »Wer hat welches Problem?« intensiver beschäftigen. Denn sollte es nicht nur um Ihre Tochter, sondern auch um Ihre Befürchtung im Hinblick auf die Meinung anderer Menschen zum Gewichtsproblem Ihres Kindes gehen, könnte dies für die Lösung des Essproblems Ihrer Tochter von Bedeutung sein. Trifft dies nämlich zu, kann es sein, dass sich Ihre Tochter mithilfe des Übergewichts gegen die unbewusste »Instrumentalisierung« zu wehren versucht. Manche Kinder widersetzen sich intuitiv mithilfe ihres Übergewichts dem Wunsch ihrer Eltern, den Erwartungen anderer zu entsprechen.

Natürlich hat eine Essstörung nicht nur eine Ursache. Aber gerade wenn es um Kinder oder Jugendliche geht, ist es meiner Erfahrung nach von großer Bedeutung, dass die gesamte Familie bei der Erkundung des Essproblems mit einbezogen wird.

Um stärker zu verdeutlichen, was ich damit meine, würde ich Ihnen gern von meinem Klienten Thomas berichten. Er hatte bereits seit seiner Kindheit mit seinen Pfunden zu kämpfen. Als stark übergewichtiges Kind hatte er es in seiner gesellschaftlich angesehenen Familie sehr schwer. Sowohl seine Eltern als auch seine beiden Geschwister waren schlank. Deshalb lag der Familienfokus stets darauf, ihm bei seinen Bemühungen abzunehmen zu »helfen«. Thomas empfand diese Art der Hilfe häufig als demütigend. Nicht weil seine Familie ihn herabsetzen oder verletzen wollte, sondern vielmehr, weil Thomas die vielen »Extras« als sehr unangenehm und peinlich empfand. Er wollte keine kalorienarmen Mahlzeiten essen. Er wollte das essen, was die anderen Kinder auch aßen. Er wollte nicht zu einer Abnehmkur geschickt werden – wie er es zwischen seinem siebten und vierzehnten Lebensjahr dreimal in den Sommer-

ferien erlebt hatte –, sondern er wünschte sich stattdessen, mit der Familie in Urlaub fahren zu können. Und vor allem wollte er nicht regelmäßig beim Arzt gewogen werden. Denn das, so dachte er, brauchten die anderen Kinder doch auch nicht.

Thomas wollte einfach nur normal sein. Vor allem das »Zwangswiegen«, wie er es in den Therapiestunden oft nannte, war für ihn besonders schlimm. Denn weil er nicht abnahm, wurde bei dieser Prozedur jedes Mal deutlich, dass er heimlich aß und somit log, wenn er versicherte, er habe nichts Süßes gegessen. Ich glaube, jeder kann sich ausmalen, wie schambesetzt diese Situation für ihn war.

Das Schmerzhafteste war für Thomas, dass er nicht verstand, warum er so viel aß. Er wollte es nicht, aber er tat es trotzdem. Dafür verachtete er sich. Seine Eltern fühlten sich hilflos. Sie wussten nicht, was sie noch tun sollten. Er nahm einfach von Jahr zu Jahr immer mehr zu, und sie hatten große Sorge, dass ihm sein Übergewicht nicht nur gesundheitlich, sondern auch sozial schaden könnte. Aber ganz gleich, wie sehr sich seine Mutter und sein Vater bemühten, das Problem zu lösen, es funktionierte nicht.

Wie sich in der Therapie zunehmend herausstellte, war ein Grund dafür, dass Thomas nicht mit dem Essen aufhören konnte, dass er nicht das Empfinden hatte, ein Problem zu haben, sondern vielmehr das Problem zu sein. Durch immer neue Diäten und Ernährungsvorschriften wurde diese Annahme bei ihm immer wieder bestärkt. Was er dringend gebraucht hätte, wäre jemand gewesen, der versucht hätte, ihn zu verstehen, statt etwas an ihm verändern zu wollen.

Als wir über das Verhältnis seiner Eltern zu seinem Gewicht sprachen, sagte Thomas, dass er schon als Kind dachte, seine Eltern würden sich für ihn schämen. Sie hatten in seiner Gegenwart nie etwas Derartiges geäußert, aber für ihn lag es fühlbar in der Luft: Er war im Familienbild das Element, das einfach nicht hineinpasste.

Fällt in einem Bild etwas Unpassendes auf, gibt es in der Regel zwei Möglichkeiten:

1. Wir bemühen uns darum, das, was nicht passt, passend zu machen, oder
2. wir schauen, ob das, was nicht passt, ein Hinweis dafür sein könnte, dass es an der Zeit ist, das alte Bild zu wandeln und ein neues entstehen zu lassen.

Bei der ersten Möglichkeit ist das Nichtpassende ein Fremdkörper. Bei der zweiten ein Vorbote und sogar eine Chance.

Was wäre geschehen, wenn das Gewichtsproblem von Thomas nicht nur als sein Problem, sondern als das der gesamten Familie gesehen worden wäre? Was wäre geschehen, wenn Thomas nicht die Ursache eines Problems, sondern die Chance für die Weitung des Familienbildes gewesen wäre?

Als Thomas und ich diesen Aspekt gemeinsam betrachteten, öffneten sich bei ihm neue innere Fenster. Vieles, was er bisher nur vage ahnte, wurde plötzlich greifbar. Er begann sich mit den Glaubenssätzen seiner Familie auseinanderzusetzen. Für seinen Essensheilungsweg war dies ausgesprochen nützlich. So erkannte er beispielsweise, dass für seinen Vater die Stärke eines Mannes darin bestand, keine Schwäche zeigen zu dürfen. Unter diesem Aspekt war Thomas mit seinem Übergewicht der Inbegriff der personifizierten Schwäche. Dass sein Vater ihn liebte, daran zweifelte er nicht. Das konnte er fühlen. Bei der Beschäftigung mit dem Glaubenssatz seines Vaters »Ein Mann darf keine Schwäche zeigen!« wurde ihm aber immer deutlicher, unter welchem großen inneren Konflikt sein Vater stand und weshalb er, Thomas, so konträre Signale von ihm erhalten hatte. Mal zeigte sich Thomas' Vater verständnisvoll mit Blick auf sein Essverhalten und mal reagierte er sehr hart. Das war für Thomas sehr irritierend. Wie sollte sein Vater die Liebe zu seinem Sohn mit seinem Glaubenssatz in Einklang bringen? Beides stimmte nicht überein.

Leider war es seinem Vater offensichtlich nicht möglich, über diesen Konflikt zu sprechen bzw. seinen Glaubenssatz zu hinterfragen. Stattdessen wurde an Thomas »herumgeschraubt«, in der Hoffnung, ihn irgendwie doch noch an den väterlichen Glaubenssatz anpassen zu können. Was aber wäre geschehen, wenn man in der vermeintlichen Schwäche – Thomas' Übergewicht – eine »familiäre Aufforderung« erkannt hätte, das bisher herrschende Männerbild in dieser Familie zu überprüfen?

Mir ist natürlich bewusst, dass diese Frage in den meisten Familien auf taube Ohren stoßen würde. Selbst wenn es in Thomas' Kindheit jemanden gegeben hätte, der die Familie bei diesem Entwicklungsschritt hätte unterstützen können, heißt das ja noch lange nicht, dass der Vater sich darauf eingelassen hätte. Aber das ist auch nicht das Entscheidende. Wir haben es nicht in der Hand, ob unsere Familie sich für oder gegen einen Entwicklungsschritt entscheidet. Manche Familien sind mutig, andere sind es leider nicht. Das Entscheidende ist, dass wir mit unserer inneren Familie eine Klärung finden. Denn als Töchter und Söhne unserer Eltern wirken deren Glaubenssätze in uns weiter. Thomas hatte die Lebensregel seines Vaters in Form eines inneren Kritikers verinnerlicht. Eine Persönlichkeitsseite in Thomas fand ihn tatsächlich zu unmännlich und zu schwach. Indem Thomas aber begann, sein Essproblem auch unter dem Aspekt zu betrachten, dass es nicht nur zu ihm, sondern zur gesamten Familie gehörte, kamen ganz neue Impulse in ihm auf. So schrieb er beispielsweise seinem Vater – der schon lange gestorben war – einen ausführlichen Brief, in dem er ihm mitteilte, wie seine Gewichtsproblematik bei einer anderen Betrachtungsweise dem Vater hätte hilfreich sein können.

Thomas entwickelte dadurch eine ganz andere Haltung seinem Gewicht gegenüber. Es ging nicht darum, sich etwas schönzureden, sondern darum, fehlende Puzzleteile eines komplexen Problems zusammenzufügen. Sein Essproblem hatte eine persönliche und eine familiäre Komponente. Bis dahin hatte er sich ausschließlich unter den Glaubenssätzen seiner Familie betrachtet und dadurch selbst stark abgelehnt. Die Hinzunahme des familiären Aspektes rückte vieles in ein völlig neues Licht.

Nachdem er sich einige Wochen intensiv mit seinem Vater in Bezug auf die »andere Betrachtung« beschäftigt hatte, tat er das Gleiche auch mit seiner Mutter und seinen Geschwistern.

Da Thomas' Mutter noch lebte, schlug ich ihm vor, mit ihr über diese Thematik zu sprechen. Wissend, dass sie seine Betrachtungsweise ablehnen könnte, ging er zu ihr und erlebte eine große Überraschung. Seine Mutter zeigte sich offen und bestätigte darüber hinaus seine Wahrnehmung, dass ihre Sorge nicht nur ihm gegolten hätte, sondern auch, dass das Bild der »perfekten Familie« durch Thomas' Äußeres ins Wanken geriet. Und das fiel in ihren Verantwortungsbereich. Als Hüterin der Kinder hatte sie dafür zu sorgen, dass sie ins Familienbild passten. Doch Thomas' Essproblem machte ihr täglich deutlich, dass sie bei ihm versagt hatte. Er passte, für jedermann sichtbar, nicht ins Bild, und sie fühlte sich dafür verantwortlich.

Als Thomas ihr sagte, dass er als Kind ihren Druck und ihre Enttäuschung gespürt habe, entschuldigte sie sich bei ihm. Dafür empfand ich Hochachtung gegenüber dieser Frau.

Für Thomas war das Gespräch außerordentlich wichtig. Seine Mutter und er sprachen ab diesem Zeitpunkt in einer neuen Atmosphäre der Nähe miteinander. Bis dahin hatte Thomas seine Mutter geliebt, weil sie seine Mutter war. Jetzt kam eine neue Qualität dazu: die Liebe zwischen zwei Menschen. In ihrer Authentizität war es ihnen nun möglich, sich neu und umfangreicher zu begegnen.

Nicht jedes Kind hat das Glück, dass sich Eltern bei ihm für frühere Verhaltensweisen entschuldigen. Für den eigenen Heilungsweg ist dies auch nicht notwendig. Aber wenn jemand das Glück hat, dass der Vater oder die Mutter den Mut haben, sich beim Blick in die Vergangenheit zu hinterfragen, ist das natürlich ein großes Geschenk. Für das Kind, für die Eltern und für die Beziehung zueinander.

Gern möchte ich Ihnen, liebe Frau König, noch eine weitere Formulierung nennen, die mir in Ihrer Mail aufgefallen ist. Sie schreiben: »Jede Diät, die wir probieren, scheitert. Haben Sie eine Idee, was wir noch tun könnten?« Da Ihre Tochter mit 16 Jahren in der Pubertät ist, in der sie sich selbst als junge Frau zu suchen und zu finden beginnt, ist es vielleicht hilfreich, wenn wir das »Wir« in der Beziehung näher beleuchten. Dieses Wir-Empfinden kann Halt gebend sein, was wundervoll ist. Es kann aber auch ins Negative kippen, wenn es neben dem »Wir« kein ausreichendes »Ich« gibt. Meine zweite Frage lautet deshalb: Inwieweit sind Ihre Identitäten – die Ihrer Tochter und die Ihrige – voneinander getrennt? Inwiefern gibt es ein: »Das bin ich!« und »Das bist du!«?

Für die Entwicklung unserer Kinder wichtig ist, dass sie sich trauen, ihr »Ich« gegen unser familiäres »Wir« abzugrenzen. In der Regel geschieht dies in der Pubertät. Mithilfe dieser für sich gefundenen Ich-Identität können sie später innerlich als Erwachsene auf eine neue Weise in die Familie zurückkehren. Viele Jugendliche vollziehen diesen Schritt aus Loyalitätsgründen ihren Eltern gegenüber nicht oder nicht in ausreichendem Maße, um sich von ihrem »kindlichen Ich« zu häuten. Die Folge ist, dass sich die Kinder in übertriebenem Maße für das Wohl ihrer Eltern verantwortlich fühlen. Sie trauen sich dann nicht, ihr eigenes Leben zu leben, da sie sich auf einer unbe-

wussten Ebene schuldig fühlen, wenn sie ihre Eltern alleine lassen. Das wiederum erzeugt eine innere emotionale Spannung.

Wer sich in dieser inneren Dynamik gefangen fühlt, kann darauf unterschiedlich reagieren. Eine mögliche Reaktion ist das emotionale Essen. Mithilfe des Essens können wir die Spannung in uns abdämpfen. Wir essen dann gegen unsere natürliche »Ich-Entfaltung« an, damit wir in einem »Wir« bleiben können. Einerseits wollen wir unser eigenes Leben leben und uns von der Pflicht befreien, für das Wohl unserer Eltern zuständig zu sein. Andererseits fühlt es sich wie ein Verrat gegenüber unseren Eltern an, wenn wir uns aus dem »gemeinsamen Wir« zu lösen versuchen. Haben Eltern in ihrer Biografie diesen Loslösungsschritt gegenüber ihrer eigenen Mutter oder ihrem eigenen Vater nicht machen können, wird es ihnen schwerfallen, ihre eigenen Kinder in ihre Welt zu entlassen. Da sie in diesem Punkt selbst nicht erwachsen werden konnten, reagieren sie dementsprechend kindlich auf die Unabhängigkeitsbestrebungen ihrer Kinder. Sie empfinden die Freiheitsschritte ihrer Söhne oder Töchter als persönliche Zurückweisung und reagieren beleidigt oder verletzt.

Nun habe ich mich in meiner Antwort hauptsächlich auf die Beziehungsebene zwischen Eltern und ihren Kindern fokussiert, und es würde mich freuen, wenn etwas Hilfreiches für Sie dabei war, liebe Frau König. Da das ursprüngliche Anliegen Ihrer Mail dem Essproblem Ihrer Tochter galt, mir dazu aber, wie ich anfangs erwähnte, weitere Informationen fehlen, würde ich mich freuen, wenn Sie mir noch einmal dazu schreiben würden.

Ich freue mich von Ihnen zu hören und verbleibe mit herzlichen und respektvollen Grüßen

Ihre
Maria Sanchez

Erst wenn ich mich übergeben habe, fühle ich mich frei

Bulimie hat zwei Seiten

Als Bulimie bezeichnet man eine Essstörung, bei der die betroffene Person das vorher Gegessene wieder erbricht. Manche Bulimiker greifen aber auch zu anderen gesundheitsgefährdenden Maßnahmen, um die zuvor aufgenommenen Kalorien wieder loszuwerden, wie exzessiven Sport, Abführmittelgebrauch, Fasten oder Einläufe. Da dem Körper dadurch wichtige Nährstoffe entzogen werden, kann es zu gefährlichen Mangelzuständen kommen.

Bulimie kann Menschen über mehrere Jahre oder Jahrzehnte begleiten. Manche Bulimiker leben, von außen betrachtet, ein ganz normales Leben und sind in der Lage, ihr Leiden jahrelang vor Freunden, Familie und sogar dem Partner zu verheimlichen. Der emotionale Druck, der dadurch entsteht, bringt sie jedoch oftmals an ihre Grenzen, weil sie immer extrem wachsam sein müssen, damit niemand ihre Essstörung entdeckt.

In meiner therapeutischen Arbeit mit Betroffenen fällt mir immer wieder auf, dass es bei der Bulimie nicht nur um die Angst vor einer Gewichtszunahme geht, sondern dass es oft darüber hinaus einen weiteren Grund für das Erbrechen gibt. Das folgende Schreiben verdeutlicht beispielhaft diese beiden Ausprägungen von Bulimie.

Liebe Frau Sanchez,

welche Erfahrung haben Sie mit Bulimie?

Als ich zwölf Jahre alt war, wurde meine Mutter krank. Viele Jahre habe ich Pflege, Haushalt und die Verantwortung für meinen kleinen Bruder übernommen. Meine Mutter erwartete es so. In dieser Zeit musste ich mich und meine Bedürfnisse völlig zurückstellen. Ich wurde dafür gelobt, dass ich mich so gut um alles kümmerte. Mit 17 Jahren bin ich dann in einer Nacht-und–Nebel-Aktion weggelaufen. Ich konnte nicht mehr.

Damals begann ich mich zu übergeben. Durch Ihre Sendungen beobachte ich mich mehr, und dabei ist mir aufgefallen, dass ich kurz vor dem Erbrechen das Gefühl habe, innerlich ganz angespannt zu sein. Erst nachdem ich mich dann übergeben habe, fühle ich mich wieder frei. Ich bin jetzt 20 Jahre alt und habe gerade meine zweite Therapie begonnen. Aber ich verstehe noch immer nicht, warum ich mich so schlecht behandle. Ich weiß doch, dass das Erbrechen mir nicht guttut.

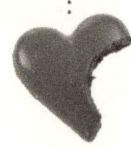

Danke für Ihre Antwort und liebe Grüße
Susi Kerner

Liebe Frau Kerner,

wer schon so früh so viel Verantwortung tragen musste wie Sie als Kind und dann mit 17 Jahren aus einer inneren Not heraus sein Zuhause verließ, der hat in seinem jungen Leben schon viel erlebt! Dass Sie sich Hilfe in Form von Therapien geholt haben, freut mich sehr, liebe Frau Kerner, denn Bulimie kann eine gefährliche Ausrichtung entwickeln. Ich hoffe, dass Sie mittlerweile in einem Umfeld leben, das es Ihnen erlaubt, sich nach all den Jahren der Anstrengung auch ein wenig auszuruhen.

Sie haben geschrieben, dass Sie noch nicht ganz verstehen, weshalb Sie sich so schlecht behandeln. Ich würde Ihnen dazu gerne aus meiner therapeutischen Arbeit mit Bulimikern berichten, in der Hoffnung, Ihnen damit ein wenig helfen zu können.

Wenn Kinder zu früh erwachsen werden müssen, wie es bei Ihnen durch die Erkrankung Ihrer Mutter der Fall war, werden sie zu einer Zeit »aus dem Nest geworfen«, in der sie noch nicht wirklich alleine »fliegen« können. Um irgendwie auf dem Boden zu landen und sich von hier aus weiter bewegen zu können, müssen sie lernen, hart gegen sich selbst zu sein. Ihre natürlichen kindlichen Bedürfnisse nach Geborgenheit und Gehaltenwerden, ihre Bedürfnisse, zart und auch schwach sein zu dürfen, müssen sie in sich abwehren. Sie müssen sie übergehen, um tun zu können, was von ihnen verlangt oder erwartet wird.

Wenn es in einer Familie keinen Erwachsenen gibt, der emotionalen Halt bietet und sich um die kindlichen Belange kümmert, dann können die kindlichen Bedürfnisse nach Halt und Fürsorge dementsprechend nicht befriedigt werden. In Ihrem Fall übernahm die Rolle der Bedürftigen bereits Ihre kranke Mutter, sodass Ihnen, liebe Frau Kerner, nur blieb, den Part der starken, sich um alles kümmernden

Person einzunehmen. Die Rollen zwischen Ihrer Mutter und Ihnen als Tochter wurden dadurch vertauscht.

Sie schreiben, dass Sie sich um die Pflege Ihrer Mutter, den Haushalt und um Ihren Bruder kümmern mussten. Das ist für ein Kind nicht nur sehr viel, sondern zu viel! Kein Kind kann die Funktion eines Erwachsenen übernehmen, ohne dass es irgendwann zu einer Überforderung kommt. Um dennoch weiter funktionieren zu können, stellt sich unser inneres Radarsystem unbewusst so ein, dass wir für viele Signale unserer Innenwelt unempfindlich werden. Zwar haben wir Gefühle wie »Ich kann nicht mehr!« oder »Was hier geschieht, ist nicht richtig!«, die ja angesichts der Situation normal sind, aber wir können diesen Gefühlen nicht nachgeben.

Unterdrücken lassen sich diese Emotionen aber auch nicht. Deshalb entwickeln Kinder in solchen Situationen innere Strukturen, die dazu dienen, sich zu disziplinieren.

Existenzielle Gefühle lassen sich nicht unterdrücken. Sie suchen sich ihren Weg, um wahrgenommen zu werden.

Diese Disziplinierung geht nicht selten mit Selbstverleugnung oder -verurteilung einher. Sobald der kindgerechte und natürliche Wunsch in einem Kind aufkommt, sich selbst einmal wichtig zu nehmen, wird dieser Wunsch schnell durch Gedanken wie: »Du bist so egoistisch!« im Keim erstickt.

Um unsere Empfindungen als Kinder offen zeigen zu können, brauchen wir eine Atmosphäre, in der wir uns vor unseren Bezugspersonen so zeigen können, wie wir sind. Geben uns die Erwachsenen diesen wichtigen Raum nicht, können wir unsere Emotionen nicht richtig einordnen und verurteilen sie deshalb.

Neben den eben erwähnten selbstverurteilenden Gedanken entwickeln wir unbewusst auch Lebensregeln, die unsere Bedürfnisse negativ etikettieren, wie beispielsweise »Zeige nie jemandem, wie es dir wirklich geht! Schwäche zu zeigen führt nur zu Verletzungen!« usw.

Es braucht viel Kraft, um unsere Bedürfnisse und Emotionen in uns auf Abstand zu halten. Gesunderweise klopfen sie immer wieder bei uns an. Da wir keine Erwachsene als Vorbilder hatten, die uns hätten zeigen können, wie man natürlicherweise seiner Gefühlswelt begegnet, behelfen wir uns unbewusst selbst, indem wir sie immer wieder abwehren. Der Preis dafür ist, dass diese Abwehr bis ins Erwachsenenalter in uns eine tiefe Spannung erzeugt.

Um diese Spannung nicht fühlen zu müssen, greifen wir zu Mitteln, die uns die Spannung nehmen – zum Beispiel zum Essen. Essen vermag den inneren Druck, zumindest zeitweilig, abzudämpfen. Essen kann unser Nervensystem schnell beruhigen. Da dieser Vorgang jedoch wiederholt werden muss, entwickeln wir mit der Zeit Suchtstrukturen: zum Beispiel das zwanghafte Essen. Je nachdem, wie hoch unsere innere Spannung ist, brauchen wir größere oder kleinere Mengen an Nahrungsmitteln.

Sich übergeben »öffnet Ventile«, damit der Druck entweichen kann.

Nun gibt es emotionale Esser, die sehr viel Angst vor den körperlichen Auswirkungen ihres Essverhaltens haben. Um nicht zuzunehmen, übergeben sie sich. Durch das Erbrechen der vorher aufgenommenen Lebensmittel versuchen sie, die Reset-Taste zu drücken. Das, was vorher gegessen wurde, soll den Körper wieder verlassen.

Leider gehen dabei mit der Nahrung aber auch die lebensnotwendigen Nährstoffe verloren. Bulimiker wissen dies in der Regel, aber die Angst zuzunehmen, ist bei ihnen größer als die Angst, sich dem Risiko einer Gesundheitsgefährdung auszusetzen. Es braucht nicht viel, um sich auszumalen, wie groß die innere Not sein muss, wenn sogar körperliche Schäden bewusst in Kauf genommen werden.

Das Übergeben aus Angst vor einer Gewichtszunahme ist ein Kernaspekt bei der Bulimie. Auch in meiner Arbeit mit Betroffenen spielt die Befürchtung, dicker zu werden, eine große Rolle. Deshalb richtet sich ein Fokus der Therapie auf Fragen, die mit einer Gewichtszunahme zu tun haben: Was wird mit einer größeren Körperfülle assoziiert? Was genau ist am Dicksein so unerträglich? Wie diese Fragen zum Ausstieg aus der Bulimie hilfreich sein können, möchte ich Ihnen gern anhand meiner Klientin Anke veranschaulichen.

Die Angst vor Übergewicht ist größer als die Angst vor Krankheit.

Als Anke zu mir kam, hatte sie die Kleidergröße 36. Sie war sehr schlank, empfand sich selbst jedoch als viel zu dick. Bei unserem ersten Gespräch fiel mir auf, wie hart und abwertend sie über übergewichtige Menschen sprach und sich gleichzeitig immer wieder dafür entschuldigte. Als ich sie in den anschließenden Sitzungen ermutigte, dieser abwertenden Persönlichkeitsseite in sich mehr Raum zu geben, fiel es ihr anfangs sehr schwer, da sie sich für ihre verachtenden Gedanken verurteilte. Um ihr die Annäherung an diese Persönlichkeitsseite zu erleichtern, schlug ich ihr vor, dieser Seite in sich schreibend oder, da sie privat viel malte, zeichnend einen Ausdruck zu geben. Sie entschied sich für das Malen.

In der darauffolgenden Therapiestunde malte Anke ein Bild, das einen Feuer spuckenden Drachen darstellte. Sie sagte, dass dieser Drache mit seinem Feuer in sich wie ein Hochdruck-Hass-Kessel gegen Übergewichtige sei, der nur dadurch gestoppt werden könne, dass man ihm das Maul mit aller Kraft zuhalte. Anke stand sozusagen gleichzeitig auf dem Gas- und dem Bremspedal. Die Spannung in ihr war enorm und konnte sich durch die Pattsituation – etwas in *ihr wollte »verachtend Feuer spucken«, etwas anderes in ihr wollte mit aller Kraft versuchen, das Maul zuzuhalten – nicht entladen. Um diese innere Spannung abzudämpfen, verschlang sie große Mengen an Nahrungsmitteln. Weil sie dadurch drohte zuzunehmen, was sie verachtete, übergab sie sich jedes Mal danach. So konnte sie zumindest äußerlich das »normale Bild« aufrechterhalten. Hätte sie sich nicht übergeben und zugenommen, hätte sich das Feuer des Drachen mit aller Wucht gegen sie selbst gerichtet. Bei Anke ging es nicht nur um die »kosmetische Angst« zuzunehmen. Auf einer tieferen Ebene hätte Anke einer Gewichtszunahme und der damit verbundenen Entladung ihres Selbsthasses (symbolisiert durch das Drachenfeuer) zum damaligen Zeitpunkt nicht standhalten können.*

Es brauchte viele kleine Schritte, um sich dieser mächtigen Drachenkraft nähern zu können. Was mich interessierte, war, wann dieser Drache Einzug in Ankes Leben gehalten hatte. Was genau war damals geschehen, dass sich so viel verachtende Wut in ihr ansammelte? Gab es vielleicht etwas, bei dem ein »Feuerspucken« gut und hilfreich für sie hätte sein können, das aber situationsbedingt nicht möglich gewesen war?

Ich habe es bisher in all den Jahren, in denen ich mit Menschen arbeite, noch nie anders erfahren, als dass alles, was innerlich in uns aufkommt – auch wenn es sich anfänglich als Albtraum kleidet – neben der oberflächlich zerstörerischen Kraft eine tiefer liegende, uns dienliche Kraft birgt. Was es braucht, um diesen uns wichtigen, dienenden Aspekt zu entdecken, ist der Mut, uns nicht vom ersten Eindruck abschrecken zu lassen.

Da Ankes Drache mit der Verachtung von Übergewichtigen zusammenhing, bat ich sie, mir zu beschreiben, was geschehen würde, wenn vor dem Drachen eine stark übergewichtige Person stünde. Was würde ihr Drache dann machen? Sie sagte, er würde einen Feuerstrahl auf sie niederspucken. Als ich sie fragte, ob sie mir zeigen könne, wie er das tun würde und sie bat, dabei bitte wahrzunehmen, welche Sätze, Bilder oder Empfindungen dieses Feuerspucken begleiteten, demonstrierte sie es mir. Sie erlaubte sich für einen Moment, zu diesem Drachen zu werden. Sie spuckte Feuer – was natürlich auch eine Verbindung zum Sich-Übergeben ihrer Bulimie hatte. Ich unterstützte sie darin, nicht dem gewohnten Gedanken des »Das-darfst-du–nicht!« zu folgen, sondern der Kraft, die Feuer spucken wollte. Als sie dem mehr und mehr nachgab und die Kraft darin für sie spürbarer wurde, fand sie langsam Gefallen an ihr. Dieser neu eingeschlagene Weg brauchte allerdings Zeit. Aber dadurch, dass sie sich aus der Gas-Bremse-Pattsituation langsam befreite, konnte sich ein darunter liegender Prozess zu entfalten beginnen.

Während wir in vielen Sitzungen Ankes Drachen näher kennenlernten, offenbarte sich langsam, warum Ankes Unterbewusstsein ihn hatte entstehen lassen. Während einer Sitzung, in der Anke erneut Feuer spuckte, tauchte als Bild plötzlich ihre Oma auf. Anke konnte sie förmlich riechen, und es entstand ein großes Ekelempfinden in ihr. Viele Erinnerungen tauchten dazu in ihr auf.

Da Ankes Mutter als alleinerziehende Frau viel arbeiten musste, passte die Oma regelmäßig auf die kleine Tochter auf. Die Oma war eine harte Frau, die jede Form von kindlicher Bedürftigkeit verurteilte. Für sie war das Leben ungerecht, und Anke sollte auf dieses harte Leben vorbereitet werden. Wenn ihre Enkeltochter weinte, machte sie sich oft über sie lustig und lachte. Wenn Anke rebellisch war und sich gegen ihre Oma auflehnte, bestrafte sie sie mit Nichtachtung und sperrte sie in ein Zimmer. Anke hasste ihre Großmutter. Aber weil sie manchmal über mehrere Tage bei ihr war, brauchte sie sie auch. Eine schlimme Situation für ein kleines Mädchen. Ihrer Mutter traute sie sich nichts zu sagen, da diese mit ihrer Arbeit so

überfordert war, dass Anke ihr keinen zusätzlichen Kummer bereiten wollte.

Als Reaktion auf die überfordernde Situation mit ihrer Oma entwickelte Anke ein starkes Empfinden von Ekel, wenn sie ihre Großmutter nur roch. Ich vermute, dass in dieser Zeit der Drache in ihr
Leben trat. Die Wut, die sie als Kind nicht äußern konnte, suchte
sich ihren Weg über das Bild des Drachens. Bei ihrer Verachtung
gegen übergewichtige Menschen ging es nicht um diese Perso-
nengruppe an sich. Es ging um das, was Ankes Inneres damit ver-
band: nämlich Menschen, die sich ausgeliefert fühlen, in diesem Fall
ihrem Essdruck. Dieses Ausgeliefertsein verachtete sie. Diese Menschen konfrontierten sie immer wieder mit dem unterschwelligen
Ohnmachtserlebnis ihrer Kindheit. Ihre Verachtung Übergewichtigen gegenüber war also der Versuch, sich von dem »Schwachen«
abzugrenzen und damit die frühere Ohnmachtserfahrung innerlich
abzuwehren. Indem sie ihren Hass nach außen auf übergewichtige
Menschen projizierte, konnte sie von ihren inneren Nöten und ihrer
eigenen Problematik ablenken.

Mit 13 Jahren begann Anke sich zu übergeben. Das emotionale
Essen half ihr, mit ihrer emotionalen Spannung umzugehen. Das
Übergeben half ihr, nicht zuzunehmen. Sie verabscheute sich für das
viele Essen, aber durch die Bulimie war es ihr möglich, es vor allen
anderen und beinahe auch vor sich selbst zu verstecken. Nach außen
war ja alles in Ordnung. Es gab keine sichtbaren Spuren.

Durch das Auftauchen der Oma in Ankes innerem Prozess bekam
der Drache eine »neue« Funktion. Durch vorherige Stunden mit seiner Kraft vertraut konnte sie den Drachen nun bewusst als innere
Helferfigur für ihren Schutz einsetzen. Sie konnte ihr Drachenfeuer
zur Rettung der kleinen Anke gegenüber der Großmutter einsetzen. So konnte sich ihre Ohnmacht, die all die Jahre in ihr quälend

rotierte, mithilfe der mächtigen schützenden Kraft ihres inneren Drachen zu wandeln beginnen.

Je mehr sich Anke aus ihrer inneren Ohnmacht befreite, desto weniger musste sie emotional essen und sich übergeben, bis sie es schließlich gar nicht mehr brauchte. Mittlerweile ist Anke, nachdem sie 26 Jahre mit Bulimie gelebt hat, seit sieben Jahren davon befreit.

Dieser Prozess vollzog sich natürlich nicht von heute auf morgen, sondern brauchte Zeit. Und natürlich gab es auch noch weitere Aspekte, die in der Therapie bearbeitet wurden. Die schreckliche Zeit bei ihrer Oma und ihre innere Befreiung davon war jedoch das Kernthema, dessen Bearbeitung hauptsächlich zum Ausstieg aus ihrer Bulimie führte.

Die augenscheinliche Angst vor einer Gewichtszunahme bei Bulimie ist in der Regel nur eine Eingangstür zu einer ganz anderen inneren Etage, die sich zu ergründen lohnt.

Es gibt aber neben dieser Angst noch einen weiteren Aspekt, den ich in Bezug auf die Bulimie für sehr wichtig erachte. Manche Bulimiker kaufen ganz gezielt Berge von Nahrungsmitteln ein und essen diese, um sich körperlich überhaupt erst in die Lage zu versetzen, sich übergeben zu können. Wenn Sie schreiben, liebe Frau Kerner, dass Sie sich vor dem Übergeben innerlich angespannt und nach dem Übergeben wieder frei fühlen, könnte das diesem Mechanismus entsprechen. Der Akt des Sich-Erbrechens ist für manche Bulimiker eine wichtige Stressreduktionshandlung, um in ihrem Alltag Spannungen abzubauen.

Bulimiker folgen also bewusst zwei unterschiedlichen Antrieben, wenn sie sich übergeben wollen:

1. um nicht zuzunehmen,
2. um durch das Übergeben innere Spannungen abzubauen.

Bei manchen Bulimikern überwiegt einer der beiden Antriebe, bei anderen greifen beide Ausrichtungen dieser Essstörung immer wieder phasenweise ineinander. Es gibt bei Bulimikern also zwei Arten von Brechdruck, die unabhängig voneinander auftreten können. Manchmal sind sie aneinander gekoppelt, manchmal nicht. Ich würde Ihnen empfehlen – sofern Sie beide Ausprägungen kennen –, sich bei dem nächsten Brechdruck zu fragen, ob Sie eine Reset-Taste als Antwort auf das emotionale Essen drücken möchten oder ob Sie sich vom Spannungsdruck zu befreien versuchen.

Sollte es um ein Befreien von Spannungen gehen, möchte ich Ihnen gern Folgendes ans Herz legen: Verkörpern Sie das Übergeben, ohne es real zu tun. Das heißt: Stellen oder knien Sie sich genauso hin, als ob Sie sich übergeben würden, machen Sie auch Würggeräusche, machen Sie jedoch alles, ohne sich real zu übergeben. Meinen bulimischen Klienten hilft diese Verkörperung in kritischen Momenten sehr. Auch Anke hat diese Strategie auf ihrem Weg aus der Bulimie sehr oft angewendet. Die darunter liegende biografische Emotionsspannung wird dadurch allerdings nicht gelöst. Es ist mehr eine Erste Hilfe, wenn der Brechdruck zu groß wird. Solange die biografische Emotionsspannung in der Tiefe nicht bearbeitet wird, wird sich der Ess- wie auch der Brechdruck immer wieder melden.

Bei Ihnen, liebe Frau Kerner, ist die Bulimie vor Jahren durch den Versuch entstanden, mit einer überfordernden Familiensituation zurechtzukommen. Dieses emotionale Anpassungsprogramm hat Ihnen geholfen, den Anforderungen in Ihrer Familie gerecht zu werden, und es ist großartig, dass Sie das konnten! Dass Sie dafür Ihre eigenen Bedürfnisse und Empfindungen unterdrücken mussten, gehört bei diesem emotionalen Überlebensprogramm dazu. Sich nun langsam aus diesem Gefühlskorsett zu befreien, das Ihnen früher ermöglicht hat weiterzumachen, braucht Zeit. Und ich hoffe sehr, Sie können sie sich geben.

Um uns dort, wo wir vor vielen Jahren aus dem Nest gefallen sind, heute neu abholen und so mit unserem inneren Kind einen neuen Pfad gehen zu können, ist es notwendig, dass wir emotional das ausdrücken, was uns damals auszudrücken nicht möglich war. Erst dann lösen wir den entstandenen inneren Spannungsstau. So kann sich unser Nervensystem langsam entspannen, und wir können die Bulimie als Stressbewältigungshelfer Schritt für Schritt aus ihrem Dienst entlassen.

Wir müssen uns da abholen, wo wir als Kind waren.

Ich hoffe, liebe Frau Kerner, dass Ihnen meine Antwort auf Ihrem Weg hilft, und ich wünsche Ihnen sehr, dass Sie der kleinen Susi in sich unterstützend begegnen und ihr im Laufe der Zeit nachträglich die Kindheit ermöglichen können, die sie verdient und braucht.

Ihre
Maria Sanchez

Selbstfürsorge oder Egoismus?

Die eigenen Bedürfnisse ernst nehmen –
»Nein« sagen können

Eine der Ursachen für emotionales Essen besteht darin, dass wir unsere inneren Bedürfnisse übergehen. Aus dem leidvollen Essverhalten auszusteigen kann deshalb nur dann gelingen, wenn wir beginnen, uns selbst mehr Beachtung zu schenken. Dabei beschäftigt viele Betroffene, wie auch Frau Bode in der folgenden Mail, eine entscheidende Frage.

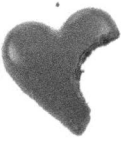

Hallo, liebe Frau Sanchez,

durch Ihre Sendungen habe ich verstanden, dass es für die Lösung meines Essproblems wichtig ist, mehr auf meine Bedürfnisse zu achten. Aber wie kann ich unterscheiden, ob der Antrieb für mein Handeln wirklich Selbstfürsorge oder vielleicht doch nur Egoismus ist?

Mit freundlichen Grüßen
Claudia Bode

Liebe Frau Bode,

Selbstfürsorge bedeutet, uns selbst auf eine Weise wertzuschätzen, wie wir eine Person, die wir lieben, wertschätzen würden – beispielsweise unseren Partner oder unsere beste Freundin.

Die Quelle ehrlicher Fürsorge ist Liebe. Sich selbstfürsorglich zu behandeln, beinhaltet deshalb, nicht nur anderen Liebe zu schenken, sondern sie auch in uns zum Tragen kommen zu lassen.

Die Bedürfnisse anderer Menschen immer wieder über unsere eigenen zu stellen gelingt uns nur, wenn wir den Kontakt zu uns selbst kappen. Anders könnten wir unsere Sehnsüchte und unser eigenes Wollen nicht übergehen.

Nehmen wir uns selbst permanent zurück, um uns anderen Menschen zuzuwenden, hat dies in der Regel nichts mit Liebe, sondern eher mit Pflichterfüllung oder bei manchen Menschen auch mit der Angst vor Konfrontation zu tun.

Viele Kinder werden dazu erzogen, ihre eigenen Wünsche nicht über die der anderen zu stellen. Manchen Eltern ist dies sehr wichtig, da sie die Sorge haben, ihr Kind könnte sonst von anderen als egoistisch angesehen werden. Vor vielen Jahren habe ich dazu eine berührende Geschichte gelesen. Der Autor beschrieb darin folgende autobiografische Szene: Er war Vater eines kleinen Jungen, an dessen Geburtstag viele Kinder mit ihren Eltern zu Besuch waren. Als er von der Arbeit nach Hause kam, sagte ihm seine Frau, dass es ein Problem mit ihrem Sohn gäbe. Er hätte zwar viele Geschenke erhalten, wollte diese aber nicht mit den anderen Jungen und Mädchen teilen.

Der Vater ging zu seinem Sohn und sah, wie dieser die geschenkten Spielsachen festhielt und nicht hergeben wollte. Als der Vater

Liebe kann manchmal mit Pflichterfüllung verwechselt werden.

ihm sagte, dass er seine Geschenke mit den anderen Kindern teilen müsse, weigerte sich der Junge weiterhin. Er sagte, das seien seine Geschenke und deshalb müsse er doch selbst entscheiden dürfen, ob er sie hergeben wolle oder nicht. Der Vater wurde wütend und ermahnte seinen Jungen, die Präsente augenblicklich an die anderen abzugeben. Und dann beschrieb der Autor, wie sich die vitale Kraft seines Sohnes, die sich eben noch so heftig in seinem Widerstand offenbart hatte, in kraftlose Resignation wandelte.

Da nun aber nach außen hin alles in Ordnung war, ging der Vater zu den Eltern der anderen Kinder, die alles mitangesehen hatten, und sie verbrachten zusammen einen schönen Abend. Als der Vater nachts im Bett lag, erinnerte er sich noch einmal an die Szene mit seinem Sohn. In der Rückschau wurde ihm klar, dass er sein Kind geopfert hatte. In dem Moment, als er seinen Sohn ermahnte, den anderen Kindern seine Spielsachen zu geben, hatte er nicht an seinen Jungen gedacht, sondern nur an sich selbst. Für ihn zählte in dem Augenblick allein die Meinung der anderen Eltern. Diese sollten nicht denken, dass er ein egoistisches Kind hätte.

Mit einem Mal wurde ihm klar, dass sein Sohn in der betreffenden Situation die Erfahrung einer Selbstbestimmung gesucht hatte. Dafür brauchte er das Erlebnis, »Nein!« sagen zu dürfen. Seinem Kind die Loyalität versagt zu haben, machte den Vater im Nachhinein sehr betroffen. Und so beschloss er, ihn am nächsten Tag um Entschuldigung zu bitten.

Das Prinzip der Selbstfürsorge beinhaltet auch die Fähigkeit zur Selbstbestimmung. Eltern müssen dies ihren Kindern zugestehen.

Wenn uns das Prinzip der Selbstfürsorge nicht vertraut ist, glauben wir häufig, es gäbe nur die Positionen »egoistisch« oder »altruistisch«. In beiden Fällen bleibt jedoch etwas auf der Strecke: wir selbst.

Denn Selbstfürsorge bewegt sich in keiner dieser Kategorien. Sie lädt uns ein, in Kontakt mit anderen Menschen einen Rahmen zu schaffen, der auch unsere Bedürfnisse mit einschließt, ohne die Bedürfnisse der anderen Menschen ausschließen zu müssen.

Auf diese Weise entsteht für uns durch Selbstfürsorge eine entspannte und selbstverständliche Form des Zusammenseins mit Menschen. Sie ist weniger von Fassade und mehr von Sein geprägt. Das heißt aber nicht, dass wir zwangsläufig eine Vertrautheit mit allen anderen Personen eingehen müssen, wenn wir diese nicht wünschen. Es ist vielmehr eine Haltung, die uns grundsätzlich mehr Freiheit und Selbstbestimmtheit in Kontakt mit anderen erlaubt.

Indem wir uns im Austausch mit anderen nicht außen vor lassen und unsere Bedürfnisse zugunsten einer anderen Person nicht zurückstellen, eröffnen sich uns neue Möglichkeiten, Menschen zu begegnen. Denn eine Begegnung zwischen zwei Personen kann meiner Erfahrung nach nur dann wirklich entstehen, wenn beide mit ihren Bedürfnissen ganz anwesend sein dürfen. Andernfalls können wir uns zwar mental über manches austauschen, aber wirklich begegnen tun wir uns dann nicht.

Auf einer meiner Veranstaltungen sprach mich vor geraumer Zeit eine Frau zum Thema »Selbstbestimmtheit« an und erzählte mir, dass sie christlich erzogen worden sei und dass es im Sinne der Nächstenliebe doch erstrebenswert sein müsse, sich für andere zurückzunehmen. Ich weiß nicht, liebe Frau Bode, ob der christliche Glaube Sie in Ihrem Leben begleitet. Falls ja, würde ich gern respektvoll darauf hinweisen, dass in dem Satz »Liebe deinen Nächsten wie dich selbst« der Kern von Selbstfürsorge auf den Punkt gebracht ist. Wir können den anderen nur dann lieben, wenn wir uns selbst lieben.

**Ein oft missverstandener Leitsatz:
Liebe deinen Nächsten
wie dich selbst.**

Natürlich gibt es Situationen, in denen wir aufgefordert sind, uns zurückzunehmen – beispielsweise wenn jemand körperlich oder emotional in Not ist. In dieser Ausnahmezeit kann es im wahrsten Sinne des Wortes not-wendig sein, unsere eigenen Bedürfnisse aus Liebe zu diesem Menschen eine Zeit lang zurückzustellen. Ich glaube, jeder, der ein offenes Herz hat, ist auch gerne bereit, dies zu tun.

Für die meisten emotionalen Esser sind solche speziellen Situationen jedoch keine Ausnahme, sondern leider die Regel. Wir sind es gewohnt, uns im Alltag selbst regelmäßig zu übergehen, damit es anderen besser geht. So springen wir beispielsweise wie selbstverständlich zum x-ten Mal für die Kollegin bei der Arbeit ein, wenn diese wieder einmal einen privaten Termin hat. Oder wir meinen nach einem langen erschöpfenden Arbeitstag noch mit unserer Freundin telefonieren zu müssen, weil diese gern etwas Wichtiges erzählen möchte.

Ich erinnere mich, wie ich in meiner »Essenskampfzeit« manchmal mit einer Freundin am Telefon sprach und nach einiger Zeit – noch während des Telefonierens – zu irgendwelchen Naschereien griff. Ich mochte meine Freundin sehr, aber mein emotionales Essen machte deutlich, dass ab einem bestimmten

Ohne Selbstfürsorge kann man nicht »Nein« sagen.

Moment die Situation für mich nicht mehr gut war. Entweder das Gespräch zog sich irgendwann für mich zu lang hin, oder das Thema, über das wir redeten, sagte mir nicht wirklich zu. In jedem Fall traute ich mich damals nicht, mich ehrlich ins Gespräch einzubringen. Ich verfiel in einen Aushaltemodus und bekam als Folge davon Essdruck. Für nicht emotionale Esser mag es seltsam klingen, dass ein Übergehen der eigenen Bedürfnisse – wie hier in dieser Situation – zu einem Essanfall führen kann. Aber emotionale Esser bezahlen jede Form des Aushaltens mit Essen. Es geht natürlich nicht um das Telefonat an sich. Sondern darum, dass durch das Aushalten einer Situation alte biografische Wunden aufgerissen werden. Ich traute mich damals nicht, meiner Freundin zu sagen, dass ich nicht mehr zuhören wollte. Ich hatte Angst, sie zu verletzen. Meine kindliche Befürchtung war, wenn ich nicht für sie da war, würde ich allein gelassen werden.

Als erwachsene Frau war mir völlig bewusst, dass mir selbst im schlimmsten Fall – bei einem Kontaktabbruch – nichts passieren konnte. Aber die Erwachsene in mir hatte auch kein Essproblem. Als erwachsene Menschen können wir mit Situationen souverän umgehen. Wenn aber biografisch erlernte Muster in uns greifen, die zu der verletzten Seite unseres inneren Kindes gehören, dann reagieren wir auch wie ein verletztes oder verängstigtes Kind. Die Entstehung von Suchtdruck, und der Essdruck gehört dazu, hat nichts mit uns als erwachsener Person zu tun, sondern mit dem verletzten Kind in uns. Ich hatte in meiner Biografie »gelernt«, in einen Aushaltemodus zu schalten. So gelang es mir, meine Bedürfnisse zu übergehen und mich den Bedürfnissen meines Gegenübers anzupassen. Auf diese Weise wollte ich Einfluss darauf nehmen, nicht verlassen zu werden.

Für mich war dieses Verhalten so normal, dass es mir lange Zeit überhaupt nicht auffiel, wenn ich mich in diesem Modus befand. Eine feinere Wahrnehmung meiner selbst musste ich erst lernen. Der Drang, emotional essen zu wollen, war mir dabei eine große Hilfe. Durch ihn bemerkte ich, wie oft ich mich selbst überging. Mein Gegenüber hatte damals keine Chance mitzubekommen, dass ich mich im Aushaltemodus befand. Zu gut war ich darin geübt, interessiert Fragen zu stellen und zuzuhören. Das war auch noch nicht einmal gelogen. Es war nur auch nicht die ganze Wahrheit.

Dinge zu tun, die Menschen unterstützen, ist wunderbar. Es macht die Welt liebenswerter. Es wird aber immer dann problematisch, wenn wir uns selbst dabei vergessen. Übermäßiges Essen kann ein Indikator dafür sein, dass wir uns selbst zu wenig Beachtung schenken. Möchten wir uns also von unserer Essstörung heilen, benötigen wir dazu einen liebevolleren Umgang mit uns selbst.

Sie haben in Ihrer Mail nichts zu Ihrer Lebenssituation geschrieben, liebe Frau Bode. Deshalb kann ich nicht einschätzen, ob Sie Kinder haben. Da ich oft gefragt werde, wie Selbstfürsorge lebbar sei, wenn man kleine Kinder hat, möchte ich in meiner Antwort an Sie gern auch diesen Aspekt kurz beleuchten.

In dem herzerfüllenden aber auch anstrengenden Lebensabschnitt als Eltern brauchen wir einen guten Blick für uns selbst. Da Kinder mit ihren Bedürfnissen von uns abhängig sind, liegt es in der Natur der Sache, dass wir uns als Vater oder Mutter für eine Zeit lang in unseren Wünschen zurücknehmen müssen. Aber auch wenn dies so ist, müssen wir die Selbstfürsorge als eine innere Haltung nicht aufgeben. Wenn wir sie verinnerlicht haben, werden wir bei Überforderung nicht bis zum Äußersten warten, bis wir beispielsweise jemanden um Unterstützung für unsere elterlichen Alltagsaufgaben bitten. Damit eröffnen wir uns perspektivisch weit mehr Möglichkeiten, als wenn wir uns ohne Rücksichtnahme auf uns selbst bis zur Erschöpfung aufopfern. Zu diesem Thema ließe sich noch viel mehr sagen. Aber da ich nicht weiß, ob die Elternsituation für Sie relevant ist, belasse ich es an dieser Stelle lieber dabei und bitte Sie, mir bei Bedarf noch einmal zu schreiben.

Manchmal fordert uns die Selbstfürsorge auf, uns von den an uns gestellten Ansprüchen durch andere abzugrenzen. Beispiels-

Selbstfürsorge hilft mir und anderen mehr als Selbstaufopferung.

weise dann, wenn jemand die direkte oder versteckte Forderung an uns stellt: »Du musst für mich da sein! Du musst dich um mich kümmern!« und diese Forderung beinhaltet, dass wir für das Wohlergehen dieser Person unsere eigenen Bedürfnisse opfern sollen. Niemand, der uns ehrlich liebt oder schätzt, würde dies von uns verlangen. Liebe würde uns nicht ersuchen, uns selbst schlecht zu behandeln.

Der Erwartung »Du musst dich um mich kümmern!« nachzukommen hat aber noch eine weitere Auswirkung. Die Aufforderung bedeutet häufig im Umkehrschluss, dass die fordernde Person glaubt, sich emotional selbst nicht helfen zu können. Indem wir diese Annahme durch unser Handeln bekräftigen, verhindern wir, dass die betreffende Person zu ihrer eigenen Stärke findet. Sie bleibt durch unser Tun unmündig, klein und von uns oder anderen abhängig.

Damit möchte ich natürlich keinesfalls sagen, dass Menschen, die Hilfe benötigen, nicht Unterstützung verdienen und auch unbedingt bekommen sollten. Das wäre ja das Gegenteil von Liebe. Es ist wunderbar, dass wir uns gegenseitig helfen. Gemeint ist vielmehr: Die Forderung »Du musst

»Nein« zu sagen kann bedeuten, Hilfe zur Selbsthilfe zu leisten.

dich übergehen, damit es mir besser geht!« offenbart eine Haltung, deren Kern nicht Liebe, sondern genau genommen Egoismus ist. Denn Liebe umfasst alles – auch uns. Sie schließt uns nicht aus.

Manchmal kommt es bei der Unterscheidung zwischen Selbstfürsorge und Egoismus zu einer Verwirrung, da Egoismus umgangssprachlich mit Selbstliebe gleichgesetzt wird. »Du liebst ja nur dich selbst!«, heißt es dann. Ein Egoist handelt jedoch nicht aus Liebe, sondern aus der Angst heraus, nicht genug zu bekommen. Sein Antrieb ist vielmehr ein großer innerer Mangel an Liebe und daraus resultierend an Achtung und Aufmerksamkeit.

Jemand, der egoistisch handelt, muss sich durch äußere Impulse immer wieder zu füllen versuchen, weil er dieses innere Mangelempfinden nicht ertragen kann. Weil diese innere Leere durch Verletzungen entstanden ist, die andere Menschen verursacht haben, glaubt ein Egoist, dass andere Menschen oder auch das Leben an sich ihm etwas schuldig seien. Damit rechtfertigt er bewusst oder unbewusst sein Verhalten. In seinem Weltbild gibt es nur »Ich gegen die anderen« oder »Die anderen gegen mich«.

Durch diese Haltung isoliert sich der Egoist emotional automatisch von anderen Menschen. Das muss aber nicht erkennbar sein. Manche Personen können ihren Egoismus sehr gut vor anderen verstecken. Doch ganz gleich, wie sehr sich ein Egoist bemüht, sein innerer Mangel wird auf diese Weise nicht schwinden.

Es gibt Momente, in denen auch Egoisten wahrnehmen, dass ihre emotionalen Defizite nicht zu kompensieren sind. Doch sie können diese Momente der Selbsterkenntnis weder verinnerlichen noch verstetigen. Denn das hieße, sie müssten sich der Ursache ihrer inneren Leere – den Verletzungen – zuwenden.

Genau davor aber haben sie Angst, genau davor laufen sie weg.

Ein Egoist handelt aus einer inneren Leere heraus.

Eine Gegenreaktion von Angst ist Aggression. Manche Egoisten leben ihre Angstspannung deshalb mit aggressiv ausgefahrenen Ellenbogen aus. Sie müssen sich nach außen in ihrem Verhalten gegenüber anderen machtvoll zeigen, um so ihre innere Ohnmacht verheimlichen zu können.

Zusammenfassend kann man sagen:

- Selbstfürsorge kommt aus einer Fülle – nämlich der Liebe –, während Egoismus einem Mangel entspringt.

- *Selbstfürsorge verbindet uns mit anderen, während Egoismus uns durch das ihm innewohnende Mangelempfinden von anderen Menschen innerlich isoliert.*

- *Selbstfürsorge lässt uns emotional gesunden und dadurch in unserer Persönlichkeit reifen, während Egoismus uns in einem ängstlichen, kindlichen Entwicklungsstadium festhält.*

Beide Bewusstseinszustände fühlen sich innerlich sehr verschieden an. Selbstfürsorge führt uns näher zu uns selbst und schenkt uns im Laufe der Zeit eine immer größer werdende innere Weite und Gelassenheit, während Egoismus uns innerlich eng und angespannt sein lässt.

Abschließend möchte ich gerne noch sagen, liebe Frau Bode, dass jeder Mensch eine Seite in sich hat, die im Mangel ist. Eine Biografie wird nicht nur von Fülle, sondern auch von Verletzungen begleitet. Bei dem einen ist dies stärker der Fall, bei dem anderen weniger. Als Egoisten bezeichnen wir in der Regel jemanden, der ein sehr starkes Mangelempfinden hat, welches er durch äußere, selbstbezogene Handlungen zu kompensieren versucht.

Wer sich von einer verletzten und damit unter Umständen auch von einer egoistischen Seite in sich gänzlich freisprechen will, ist aus meiner Sicht aber mit Vorsicht zu genießen. Diese Person hat die sehr menschliche Reaktion auf Verletzungen in sich offenbar noch gar nicht entdecken können. Deshalb kann sie innerlich auch nicht darauf reagieren. Oder sie weiß um die Verletzungen, schämt sich jedoch für sie und versucht, sie zu verheimlichen.

Was wir aber abwehren, kann in bestimmten Situationen schnell zu einer Gefahr werden. So bahnen sich unsere egoistischen Seiten auf besondere Weise ihren Weg ins Freie – beispielsweise wenn wir mit jemandem streiten. Worte können dann schnell zu Waffen werden.

Es ist nicht einfach, sich zuzugestehen, dass wir als Menschen auch egoistische Persönlichkeitsanteile in uns haben. Das Problem sind aber nicht diese Anteile an sich, sondern vielmehr unsere Ablehnung ihnen gegenüber. Wir wollen nichts mit ihnen zu tun haben und versuchen, sie in uns zu verbannen. Die Tatsache, dass wir sie uns nicht eingestehen, bewirkt jedoch, dass sich unser Mangel nie auflösen kann. Und auch wenn wir uns bemühen, diese ungeliebte Seite in uns zu verheimlichen, wirkt sie im Untergrund dennoch weiter.

Geben wir es zu: Ein kleiner Egoist steckt in jedem von uns.

Damit sie in uns gesunden kann, muss sie aus der Verbannung geholt werden. Und genau das kann nicht geschehen, wenn wir sie verurteilend abwehren. Würden wir sie kennenlernen, würden wir erfahren, dass der Ursprung dieses Mangels eine emotionale Not in unserer Vergangenheit war. So könnte langsam ein Mitgefühl für sie in uns wachsen. Es ist dieses Mitgefühl, das uns hilft, diese bisher in Einzelhaft verweilenden Seiten aus ihrer Verbannung zu uns nach Hause zu holen.

Wenn dies geschieht – und das erlebe ich in der Arbeit mit Menschen immer wieder – ist es sehr, sehr berührend!

Ich sende Ihnen herzliche Grüße, liebe Frau Bode, und hoffe, Ihnen mit meiner Antwort weitergeholfen zu haben.

Ihre
Maria Sanchez

Ich hasse Sport

Bewegung hilft nur, wenn wir einen
selbstbestimmten Weg finden

Ich bin immer wieder erstaunt, mit welcher selbstverständlichen Respektlosigkeit wir in unserer Gesellschaft übergewichtige Menschen behandeln. Eine Form der Beleidigung, neben vielen anderen, besteht bereits in der simplen Bemerkung: »Du solltest dich mal mehr bewegen!«

Wenn Betroffene schon als Kind mit Übergewicht zu kämpfen hatten, verfolgt sie dieser Satz jahrzehntelang. Auf einer meiner Veranstaltungen äußerte ein Mann, wie satt er es habe, von schlanken Menschen manchmal wie ein Idiot behandelt zu werden. »Ich bin vielleicht dick, aber nicht doof!«, sagte er und meinte damit, dass er sich selbst durchaus bewusst sei, dass ihm mehr Bewegung guttäte. Sein Problem wäre jedoch nicht die Erkenntnis zur gesundheitlichen Wirksamkeit von Sport, sondern vielmehr die Unfähigkeit, diese Erkenntnisse praktisch umzusetzen.

Übergewichtige werden im Fernsehen, in Zeitschriften und Büchern immer wieder direkt oder indirekt aufgefordert, sich mehr zu bewegen. Manche haben deshalb verständlicherweise eine große Aversion gegen diese permanenten Aufforderungen entwickelt. So auch Stephan Witt.

Liebe Frau Sanchez,

jedes Jahr nehme ich mir vor, mehr Sport zu treiben,
und jedes Jahr scheitere ich mit meinem Vorhaben.
Ich hasse Sport. Mir macht er einfach keine Freude.
Schon in der Schule mochte ich den Sportunterricht
nicht. Als Kind war ich bereits dick und hörte immer
wieder: »Wenn du abnehmen möchtest, musst du
dich mehr bewegen!« Wie mich dieser Satz aufregt!
Im letzten Jahr habe ich dennoch einen persönlichen
Trainer engagiert, aber auch das hat nicht geholfen.
Irgendwann dachte ich: Wie verrückt ist das eigentlich, dass ich jemanden dafür bezahle, dass ich mich
quäle? Ich glaube schon, dass es meinem Körper gut-
tun würde, sich zu bewegen, aber ich komme einfach
nicht gegen mich an.
Da ich nicht glaube, dass ich der einzige Übergewichtige bin, der so denkt, ist meine Frage an Sie:
Welche Erfahrung haben Sie damit?

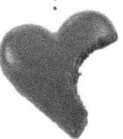

Mit freundlichen Grüßen
Stephan Witt

Lieber Herr Witt,

ich kenne in der Tat viele Menschen, denen von klein auf gesagt wurde, dass sie sich mehr bewegen müssten und die genau dadurch jede Freude am Sport verloren haben. Dass ein ständiges »Du musst!« als Reaktion ein »Ich will nicht!« auslöst, finde ich mehr als verständlich.

Bevor ich auf Ihre Frage detaillierter eingehe, kann es hilfreich sein, sich vorab zu verdeutlichen, dass Sport nicht zwangsläufig notwendig ist, um Gewicht zu verlieren. In der Regel wird uns suggeriert oder direkt gesagt, dass Abnehmen immer mit Sport einhergehen müsse, aber dem ist nicht so.

Wenn wir uns weniger bewegen, haben wir einen geringeren Kalorienverbrauch. Dann signalisiert uns unser Körper auch weniger Hunger. Würden wir unsere Nahrungsaufnahme mehr auf den tatsächlichen physischen Hunger ausrichten, könnten wir auch ohne Sport abnehmen.

Um jedoch unseren körperlichen Hungersignalen folgen zu können, müssen wir uns mit unserem emotionalen Hunger auseinandersetzen. Das heißt, wir müssen ergründen, warum wir immer wieder mehr essen, als unser Körper benötigt. Wenn wir satt sind, aber dennoch essen, wonach hungert es uns dann eigentlich? Wenn es nicht um die Aufnahme von Kalorien geht, worum geht es dann? In welchen Situationen nehmen wir die »psychologische Essenspille« täglich zu uns und was ist in diesen Momenten emotional für uns so schwierig, dass wir glauben, das Essen als Hilfe zu brauchen?

Diesen Fragen auf einer tieferen Ebene nachzugehen ermöglicht uns, unsere Kopplung von Essen und Emotion besser kennenzulernen. Erst wenn wir diesen Zusammenhang deutlicher wahrnehmen, erhalten wir die Möglichkeit, in diese Verknüpfung einzugreifen.

In Ihrer E-Mail fragen Sie nach meiner Erfahrung zum Thema »Sport«. Ich spreche immer wieder mit übergewichtigen Menschen, die, genau wie Sie, den Satz »Du musst dich mal mehr bewegen!« in ihrer Vergangenheit so oft gehört haben, dass sie mittlerweile schon »allergisch« auf ihn reagieren.

Du musst einfach mal mehr Sport machen. Manch einer kann das nicht mehr hören.

Vor Kurzem hatte ich eine Sitzung mit einer Frau, die diese Aversion ebenfalls schon sehr lange Zeit empfand. Auf ihrem Essensheilungsweg hat sie aber erfahren können, dass Bewegung auch als ein liebevoller Akt für den Körper erlebt werden kann. Für sie ist dies jedoch immer nur dann der Fall, wenn sie sich nicht quälen muss. Sie sagte dazu: »Ich muss Sport aus dem Herzen heraus machen und nicht aus dem Kopf!«

Ich glaube, dass es auf längere Sicht nur so funktionieren kann. Ansonsten peitschen wir uns eine Zeit lang an, um dann entmutigt und frustriert wieder aufzugeben, wie es bei so vielen Menschen der Fall ist.

Einer der entscheidenden Aspekte beim Thema »Sport und Übergewicht« ist die Selbstbestimmung. Sie gilt es mehr in den Fokus zu nehmen. Ich glaube, dass es wichtig ist, die Verantwortung für uns selbst nicht an einen Sportplan abzugeben, den jemand anderes für uns erstellt hat. Wenn wir uns von einer Person diesbezüglich beraten und unterstützen lassen möchten, muss diese in der Lage sein, uns ganzheitlich zu sehen. Der Plan müsste unsere Selbstbestimmtheit miteinschließen und ihr nicht entgegenwirken. Uns zu ermächtigen, wahrnehmen und äußern zu können, was wir wollen – nicht was andere meinen, was gut für uns wäre –, spielt dabei eine wichtige Rolle.

Vielleicht besteht für Sie Sport darin, am Tag für einige Zeit spa-

zieren zu gehen und dabei über Kopfhörer Musik zu hören. Vielleicht drehen Sie auch zu Hause ihre Musik laut auf und bewegen sich einige Minuten dazu – genau so, wie Sie es möchten. Vielleicht ist Sport für Sie aber auch etwas ganz anderes.

Was ist eigentlich Sport? Definieren Sie es für sich selbst.

Wenn Sie nicht einer Sportvorgabe folgen müssten – keiner bestimmten Pulsfrequenz, keiner bestimmten Zeitdauer, keiner Vorstellung, dass man dabei schwitzen muss usw. –, gäbe es etwas, was Ihnen dann vielleicht gefallen würde? Was wäre, wenn Sie als Experte für sich selbst die Form von Bewegung wählten, die mit Quälerei nichts zu tun hätte? Gäbe es da etwas, was Ihnen Freude bereiten würde?

Ich kenne Menschen, für die eine regelfreie Bewegung mit ganz kleinen Schritten begonnen hat. Manche haben es nicht einmal Sport nennen wollen, da das Wort bei ihnen schon eine zu starke negative Assoziation auslöste. Sie haben deshalb einen anderen Begriff für sich gewählt.

Ich erinnere mich an eine Klientin, die ebenfalls einen großen Widerstand gegen jede sportliche Aktivität hatte. Bei ihr kam erschwerend hinzu, dass durch ihr Übergewicht jede Form von Bewegung sehr anstrengend war und schmerzte. Auch Sportarten, bei denen ihre Gelenke hätten geschont werden können – wie zum Beispiel Wassergymnastik –, waren für sie keine Option, da sie sich nicht ins Schwimmbad traute.

Als ich sie fragte, ob sie gern Musik höre, bejahte sie dies. Auch meiner anschließenden Frage, ob sie beim Musikhören Bewegungsimpulse verspüre, stimmte sie zu. So schlug ich vor, dass sie zur nächsten Sitzung die Musik mitbringen sollte, die sie mochte.

In der betreffenden Sitzung ließ sie sich auf folgendes Experiment ein: Sie schloss die Augen und lauschte ihrer Musik. Dann fragte ich sie, während die Musik weiter zu hören war, wo und wie sie im Körper Bewegungsimpulse wahrnahm. Am stärksten empfand sie sie in ihren Armen und im oberen Rumpf. Also bat ich sie, beiden Körperbereichen zu erlauben, sich nach diesen Impulsen zu bewegen.

Nach anfänglichem Zögern probierte sie es aus und fand langsam Gefallen daran. Das Wichtige war, dass sie sich darin übte, nicht »von außen« selbstkritisch auf sich zu schauen, sondern in innerem Kontakt mit ihren Bewegungsimpulsen zu bleiben.

Der Bewegungsimpuls muss aus Ihrem Inneren kommen.

Natürlich würde jeder Sportler sagen: »Das ist doch lächerlich! Das bringt doch nichts!« Aber dem ist nur so, wenn man von einer bestimmten Vorstellung ausgeht, wie es zu sein hat.

Menschen, die ein Problem mit Sport haben, haben oftmals eine Vielzahl an schmerzhaften Erfahrungen in ihrer Vergangenheit gemacht. Viele wurden in der Schule in Bezug auf ihre Leibesfülle ausgelacht oder als Kind oder Jugendlicher für ihre sportlichen Leistungen gehänselt. Viele weisen innere Wunden in Bezug auf dieses Thema auf. Doch wenn wir eine innere Verletzung in uns haben, wird diese sicherlich nicht heilen, wenn wir uns selbst hart und verurteilend begegnen. Innere Wunden heilen durch Liebe und nicht durch Druck.

Für meine Klientin war das Musikexperiment ihr Entrée in eine neue Erfahrung. Impulsen von innen zu folgen machte ihr Freude. So konnte sie dies für sich in selbstbestimmten kleinen Schritten mehr und mehr ausweiten. Heute geht diese Frau einmal in der Woche zu einer Tanzgruppe. Bei ihr hat es sich in diese Richtung entwickelt. Das muss es aber nicht. Es hätte auch sein können, dass sie mit ihren Bewegungen nur für sich hätte bleiben wollen.

Vielleicht haben auch Sie Lust, für sich einmal auszuprobieren, was auf diese Weise jenseits der Aufforderung »Du musst dich bewegen!« für Sie möglich ist, lieber Herr Witt.

Ich wünsche Ihnen freie und selbstbestimmte Bewegungserlebnisse, die sie näher zu sich selbst bringen.

Es grüßt Sie sehr herzlich
Ihre
Maria Sanchez

Wie schaffen die anderen das, ihr Leben im Griff zu haben?

Probleme sind keine Störfelder, sie sind eine Chance

Das Menschenbild in unserer Gesellschaft wird maßgeblich von Werbekampagnen geprägt, die uns vorgeben, wie wir uns zu fühlen und wie wir zu sein haben, nämlich fröhlich, dynamisch, jugendlich, schlank und leicht. Probleme sind nicht wirklich vorgesehen. Dies alles widerspricht jedoch unserer Natur. Wir haben so viel mehr Seelenfarben in uns, als uns die Werbewirtschaft glauben macht. Dennoch prägt sich dieses vorgegebene Bild kollektiv unbewusst in uns ein. Nicht selten erliegen wir deshalb dieser Illusion von Normalität und sind entmutigt, wenn sich unser Leben anders zeigt.

Weil ihr Umgang mit Problemen für manche Betroffene eine enge Verbindung zu ihrem emotionalen Essen hat, möchte ich mich mit der Antwort auf die nächste Mail diesem wichtigen Aspekt des übermäßigen Essens zuwenden. Sie kommt von der Hörerin Olivia Merz.

Liebe Frau Sanchez,

ich kämpfe schon das ganze Leben mit meinem
Gewicht. Genau genommen sind es nicht nur meine
Kilos, mit denen ich kämpfe. Immer wieder tauchen
in meinem Leben unerwartet Probleme auf, die mich
nicht zur Ruhe kommen lassen.
Wenn ich es mal schaffe, mir Zeit für mich zu nehmen, dann ist garantiert an dem betreffenden Tag
meine kleine Tochter krank, oder es passiert irgendetwas anderes, das mein Vorhaben zunichtemacht.
Ich frage mich dann immer: Wie machen das bloß
die anderen? Wie schaffen die das, ihr Leben im Griff
zu haben?
Es ist nicht so, dass ich die Probleme nicht lösen
könnte, aber mein Alltag ist so anstrengend. Das
Essen ist dann der einzige Genuss, der mir am Ende
des Tages bleibt, um mich zu belohnen. Leider kann
ich auch das nicht mal wirklich genießen, da ich weiß,
dass ich am Abend doch auch mal etwas anderes für
mich tun müsste, als nur fernzusehen und zu essen.
Aber ich bekomme das nicht hin. Können Sie mir
helfen?
Ich danke Ihnen für Ihre Antwort!

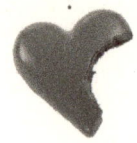

Mit freundlichen Grüßen
Olivia Merz

Liebe Frau Merz,

mit so vielen alltäglichen Hindernissen umgehen zu müssen und darüber hinaus Mutter einer kleinen Tochter zu sein, ist ganz sicher nicht leicht. Dass Sie bei all dem »Alltagskampf« am Abend nur noch essen und fernsehen möchten, kann ich gut verstehen.

In Ihrer Mail schreiben Sie, wie anstrengend es für Sie ist, die aufkommenden Probleme zu bewältigen und in welch engem Zusammenhang dies zu Ihrem emotionalen Essen steht. Ich würde in meiner Antwort an Sie deshalb gern das Thema »Probleme haben« etwas genauer beleuchten. In der Arbeit mit Menschen erfahre ich immer wieder, wie uns unsere gesellschaftliche Prägung hinsichtlich des Umgangs mit Problemen in Schwierigkeiten bringen kann und wie das Essproblem bei vielen damit verknüpft ist.

Wenn ich im Folgenden auf diese Thematik eingehe, ist mir wichtig zu betonen, dass ich dies mit Respekt tue vor etwaigen Schwierigkeiten, mit denen Sie vielleicht in Ihrem Alltag konfrontiert sind. Ich kenne nicht die Umstände, in denen Sie leben, liebe Frau Merz, und es liegt mir fern, anmaßend zu wirken. Vielmehr hoffe ich, dass meine Zeilen Sie darin unterstützen, sich jenseits Ihres momentanen inneren Drucks erfahren zu können.

Zu Beginn möchte ich Sie gerne bitten, sich eine Frage zu stellen. Bitte beantworten sie diese, ohne groß zu überlegen. Wenn Sie möchten, können Sie dies schriftlich tun oder die Antwort laut aussprechen – machen Sie es so, wie es sich für Sie richtig anfühlt. Die Frage lautet: Was kommt Ihnen in den Sinn, wenn Sie das Wort »Probleme« hören? Nennen Sie einfach alles, was Ihnen dazu einfällt.

Vermutlich verbinden Sie wie die meisten Menschen mit dem Begriff Problem vor allem Negatives, etwas, was wir nicht haben möchten. Probleme stören, sie bringen bestehende Strukturen ins Wanken und verbreiten Chaos.

Unterstützt werden wir in dieser Annahme von den Medien, die uns suggerieren, dass unser Leben immer dann in Ordnung ist, wenn wir uns in kontrollierbaren Strukturen bewegen. Normalität, so wird uns vermittelt, ist ein Zustand, in dem wir alles im Griff haben. Läuft unser Leben nicht in diesen Bahnen, geraten wir unter Druck.

Fast jeder Mensch hat eine bestimmte Vorstellung, wie er selbst und sein Leben sein sollten. Oft ist uns dabei nicht bewusst, wie stark unsere Vorstellung von äußeren Faktoren beeinflusst wird. So glauben wir beispielsweise, dass die Kleidergröße 38 uns glücklich machen könnte. Dass sich unsere Annahmen auf ein gesellschaftlich vorgegebenes Bild stützen, ist uns häufig gar nicht bewusst. Auf einem anderen Kontinent – zum Beispiel in Afrika – hätten wir ein völlig anderes Schönheitsideal. Wären wir dort aufgewachsen, würden wir mit großer Wahrscheinlichkeit eine andere Kleidergröße anstreben.

Alle reden von Problemen. Und allen sind sie lästig.

Um wirklich herauszufinden, was unsere Wahrheit ist, was uns entspricht, müssen wir also bei der Beschäftigung mit unserem Essproblem auch die gesellschaftliche Einflussnahme berücksichtigen. Andernfalls wird es schwierig, uns in uns selbst zu finden. Ein erfülltes Leben zu leben – was mit dem Ausstieg aus unserer Essproblematik einhergeht – setzt voraus, dass wir Originale sind und keine Kopien.

Hätte mir das jemand zu meiner »Essenskampfzeit« gesagt, dass mein Wunsch abzunehmen auch gesellschaftlich motiviert sei, wäre ich vermutlich ärgerlich oder panisch geworden oder vielleicht sogar beides. Ich war damals davon überzeugt, dass meine Gewichtsvorstellung meinem innersten Wunsch entsprach. Für mich stand außer

Frage, dass es mein Gewicht war, das mich am Ausleben meiner Potenziale hinderte. Menschen, die versuchten, mir etwas Gegenteiliges zu sagen, respektierten in meinen Augen einfach meine Wahrheit nicht. In meinen Augen verstanden sie die Dringlichkeit meines Problems nicht. Sagte jemand etwas Kritisches, hörten meine Ohren »Du

Was hier ein Problem ist, muss es woanders nicht sein. Probleme sind relativ.

musst von deinem Wunsch ablassen!«, was für mich gleichbedeutend war mit »Du musst dein Gewicht akzeptieren!«. Aber genau das war für mich damals vollkommen ausgeschlossen.

Sollte es Ihnen, liebe Frau Merz, ähnlich ergehen, ist es mir wichtig, an dieser Stelle zu betonen, dass nur Sie die Expertin für sich selbst sind. Niemand sonst. Wenn Sie beim Lesen meiner Antwort Stress empfinden sollten, dann überprüfen Sie bitte, ob Sie ohne den Anspruch, dass etwas daraus folgen müsste, weiterlesen können. Denn das muss es nicht. Es ist einfach eine Einladung zu einer anderen Sichtweise. Wie bei einer Einladungskarte: Man kann sie lesen und dann entscheiden, ob man die Einladung annimmt oder nicht.

Mit der von der Gesellschaft vorgegebenen Einstellung, ein Problem dürfe eigentlich gar nicht da sein, fühlen wir uns von einer Realität, die dem nicht entspricht, verständlicherweise immer wieder gestört. Unser Leben kann unter dieser Voraussetzung ausgesprochen mühsam sein.

Essen als Stressbewältigungsmaßnahme dient vielen Betroffenen unbewusst als Möglichkeit, einen Druckausgleich zu der Vorgabe herzustellen, sich immer im Griff zu haben. Das Fatale ist, dass der Kontrollanspruch selbst beim Stressabbau nicht Halt macht. Es wird von uns erwartet, dass wir auch in diesem Bereich dem vorgegebenen Bild des dynamischen, leichtfüßigen und aktiven Menschen entsprechen. »Erlaubt« ist zum Beispiel, dass wir für diesen Belastungsausgleich in unserer Freizeit Sport treiben. »Erlaubt« ist alles, was uns im Sinne des gesellschaftlich vorgegebenen Menschenbildes optimiert. Selbst Praktiken, die ursprünglich entwickelt wurden, um in ein größeres Sein einzutauchen – wie beispielsweise Yoga, Achtsamkeitsübungen oder Meditation – werden heute häufig dem Joch der Optimierung unterstellt. Das alles ist schon ziemlich verrückt.

Alles und jeder wird vom System der Funktionalisierung und der Selbstoptimierung vereinnahmt.

Ich möchte damit nicht sagen, dass es verkehrt wäre, als Ausgleich zu einem anstrengenden Tag Yoga-Übungen zu machen. Das kann wunderbar und wohltuend sein. Mir geht es darum, aus einer größeren Entfernung auf das Ganze zu schauen. Denn betrachten wir die ganze Thematik mit ein wenig mehr Abstand, wird deutlich, dass hier ein Menschenbild zugrunde liegt, das wider unsere Natur ist. Es ist auf das Funktionieren ausgerichtet und nicht auf das Sein. Es ist aber das Sein, das uns überhaupt erst in die Lage versetzt, das Geschenk, »als Mensch zu leben«, annehmen zu können. Im Funktioniermodus kommen wir nicht mal in die Nähe dieses großen uns innewohnenden Potenzials.

Mir ist natürlich bewusst, dass wir nicht fernab der Zivilisation leben. Wir leben in einer Gesellschaft, die dieses verengte Menschenbild vertritt. Doch wir können uns davon lösen. Wenn wir unsere Einstellung zu Problemen aus der kollektiv vorgegebenen Schablone befreien, drehen sich die Gegebenheiten plötzlich um. Schwierigkeiten sind dann nicht mehr nur lästige Stolpersteine, die uns behindern zu funktionieren, sie können zu Zündhölzern werden, die unsere Potenziale entfachen. In dem Fall sind wir dort, wo wir sind – nämlich mitten in unserer Gesellschaft und nicht weit ab der Zivilisation – genau richtig.

Manche Menschen trauen sich nicht, ihren Mitmenschen von ihren Schwierigkeiten zu erzählen, weil sie um die negative gesellschaftliche Bewertung von Problemen wissen. Sie gehen davon aus, dass sie andere Menschen damit nur belasten oder dass sie als schwach angesehen werden.

Wenn wir uns aber vergegenwärtigen, dass es nach unserer Geburt zwei Dinge gibt, die ganz sicher feststehen, nämlich erstens, dass wir sterblich sind, und zweitens, dass es in jedem menschlichen Leben Wandlungen gibt, die in der Regel durch Probleme und deren Lösung initiiert werden, dann führt eine problemverneinende Einstellung zwangsläufig immer wieder zu Leid.

Zuzugeben, dass wir Schwierigkeiten haben, fällt uns so schwer!

Mit unserem Verstand mögen wir erfassen, dass Schwierigkeiten zu einem menschlichen Leben dazugehören. Aber akzeptieren wir dieses Naturgesetz tatsächlich? Unter dem Druck eines gesellschaftlich vorgegebenen Menschenbildes erscheinen uns Probleme und das damit nicht selten einhergehende emotionale Essen als lästige Störfelder, die uns daran hindern, so zu funktionieren, wie man es von uns erwartet. Aber was wäre, wenn unsere Probleme nicht auf etwas hinwiesen, was wir verkehrt gemacht haben oder gegen das wir ankämpfen müssen, sondern auf etwas, was sich wandeln und entfalten möchte? Was würde geschehen, wenn wir uns selbst und Situationen aus diesem Blickwinkel betrachten könnten? In dem Fall könnte uns vielleicht der Stachel, der uns im Augenblick noch als Problem schmerzlich sticht, helfen, um bestimmte Persönlichkeitsseiten in uns zu entwickeln. So würden wir nicht in ein bewegungsarmes und eher langweiliges inneres Leben versinken, sondern wir könnten uns selbst immer wieder neu entdecken und begegnen.

Ich meine das nicht in der oberflächlichen Form »Erkenne das Gute in deinem Problem«. Das greift nicht tief genug. Es geht nicht darum, ein Pflaster mit positiven Affirmationen auf etwas zu kleben, das gerade über die Problemsituation versucht, aus unserem Inneren aufzutauchen. Ich spreche vom Aussteigen aus dem lösungsfixierten in sich kreisenden Kampfmodus, der durch die gesellschaftlich vorgegebene Sichtweise automatisch in uns so schnell greift. Das lösungsfixierte Denken haben fast alle von uns tief verinnerlicht, doch es verursacht bei vielen Menschen Schmerz und Stress. In Ihrer Mail beschreiben Sie sehr eindrücklich, wie erschöpfend dieser Kampfmodus sein kann und wie Sie für den Ausgleich dazu jeden Abend zum Essen greifen.

Um besser veranschaulichen zu können, was ich meine, möchte ich Ihnen gerne von meiner Klientin Gina erzählen. Genau wie Sie wollte Gina nach ihrem anstrengenden Arbeitstag am Abend nur noch essen und fernsehen. Und sie hatte bereits alles Mögliche ausprobiert, um den Tag nicht immer wieder in dieser Form ausklingen zu lassen. Sie hatte sich immer und immer wieder überlegt, was sie an den Abenden alles tun könnte – ein Musikinstrument spielen, zu einem Lesekreis gehen, sich einer Freizeitgruppe anschließen usw. Vieles davon hatte sie auch ausprobiert. Aber letztlich war ihr alles irgendwann doch zu anstrengend, also lag sie irgendwann wieder vor dem Fernseher und aß. Wirklich genießen konnte Gina diese Zeit auf dem Sofa aber nicht. Stattdessen verurteilte sie sich dafür, so wenig aus ihrem Abend zu machen.

Als wir zu arbeiten begannen, bat ich Gina, zwei Positionen im Raum aufzustellen. Eine für die Seite in ihr, die essen und fernsehen wollte, und eine für die, die meinte, etwas anderes machen zu müssen. Ich fragte sie, was wohl wäre, wenn die Seite in ihr, die fernsehen und essen wollte, gar nicht verkehrt sei? Was wäre, wenn diese

Seite gar nicht diszipliniert werden müsste, sondern für einen anste-
henden Wandel stünde? Für Gina war diese Frage anfangs schwer
zu verstehen, denn in ihrer bisherigen Denkweise war diese, wie
sie meinte, faule und träge Seite in ihr doch gerade die, die gegen
einen Wandel war. Ich lud sie ein, sich auf die Position zu stellen, die
diese Seite repräsentierte, sich ganz mit ihr zu verbinden und aus ihr
heraus wahrzunehmen, was geschah.

Sehr schnell kam der Satz »Ich kann nicht mehr!« in ihr auf, und
sie spürte, wie die Kraft aus ihr wich. Als ich sie ermutigte, diesen
Impulsen zu folgen, sank sie auf den Boden, rollte sich zusammen
und weinte. Viele Sätze tauchten in ihr auf, wie »Es ist mir alles
zu viel!«, »Warum hilft mir niemand?«, »Ich fühle mich so allein!«,
die alle unterstrichen, dass sie nicht mehr weiterkonnte. Sie weinte
dabei viele Tränen. Nachdem auf dieser Position alles gesagt war, bat
ich sie von dem Symbol herunterzugehen, einen Schluck Wasser zu
trinken und sich eine kurze Pause zu gönnen. Anschließend bat ich
sie, die andere Position zu besetzen, die meinte, dass Gina an ihren
Abenden etwas anderes machen müsse. Als Gina diese Position
bezog, sagte sie, dass sie eine große Härte in sich wahrnahm. Sie
richtete sich auf, schaute auf das gegenüberliegende Symbol (»Ich
kann nicht mehr!«) herab und meinte zu dieser Seite, dass sie sich
zusammenreißen müsse. Andere Menschen würden schließlich auch
nicht nur auf dem Sofa liegen. Es kamen viele Sätze zum Vorschein,
die Gina deutlich machten, dass «nicht mehr zu können« vollkom-
men inakzeptabel sei. Als ich diese Persönlichkeitsseite von Gina
fragte, was denn ihre konkrete Befürchtung sei, wenn Gina ihrer
Aufforderung anders zu sein, nicht nachkomme, tauchte der Satz
auf: »Dann wird sie ausgestoßen!« Als ich sie anschließend fragte,
was als Folge davon geschehen könnte, sagte sie: »Allein könnte
Gina nicht überleben.«

An diesem Punkt wurde deutlich, dass die Sätze, die zu dieser antreibenden Seite gehörten, offensichtlich nicht Gina als erwachsener Frau galten. Denn als Erwachsene konnte sie natürlich allein überleben. Es zeigte sich hier eine Dynamik, die ihren Ursprung offenbar in einer ganz anderen Zeit ihrer Biografie hatte. Diese antreibende Seite versuchte Gina davor zu schützen, alleine zu bleiben und dadurch Schaden zu nehmen. Deshalb fragte ich diese Seite in ihr abschließend, wie alt denn Gina als Adressat ihrer Aufforderung sei. Die Antwort, die in Gina auf dieser Position aufkam, war: sechs Jahre alt.

Nachdem auch diese Seite alles geäußert hatte, bat ich Gina von ihr herunterzugehen und sich wieder im Raum zu orientieren. Sie war bei dieser inneren Arbeit nicht in Trance gefallen oder hypnotisiert worden, sondern die ganze Zeit voll anwesend. Wahrgenommen hatte Gina diese konträren Persönlichkeitsseiten in sich natürlich schon vorher. Aber ihr Fokus lag bisher immer darauf, Lösungen zu finden, um die Situation zu verändern. Aber in dieser Übung ging es nicht darum, etwas verändern oder eliminieren zu müssen, sondern stehen zu bleiben und wirklich wahrzunehmen, was in dem Moment tatsächlich in ihr geschah.

Gina war sehr überrascht über die Informationen, die ihr Inneres ihr mitgeteilt hatte. Als ich sie anschließend bat, sich die Sechsjährige, von der die antreibende Seite sprach, vor Augen zu führen, kamen in ihr zwei Bilder auf. Eins von einem kleinen Mädchen, das sie an eine kleine kämpferische Amazone erinnerte, und eins, das sehr scheu und ängstlich und dadurch schnell überfordert war.

Ich fragte sie, welche Seite ihr vertrauter wäre, und sie antwortete, dass es die Kämpferin sei. Sie beschrieb mir viele Szenen ihrer Biografie, in der diese kleine Amazone in Aktion war. Weit weniger vertraut war ihr die scheue, ängstliche und dadurch nicht sehr belastbare Gina. Auch dazu fielen ihr zwar einige Ereignisse aus ihrer Lebensgeschichte ein, in der diese Kleine präsent war, aber gemäß des inneren Antreibers war sie immer bemüht, sie nicht zu Wort kommen zu lassen.

Nun meldete sich aber diese Persönlichkeitsseite durch die Erschöpfung jeden Abend bei ihr und »störte« sie. Tagsüber kämpfte Gina – das war die Seite, die die Welt von ihr kannte – und abends, wenn sie allein war, rückte die andere Seite in ihr in den Vordergrund. Wenn Gina am Abend emotional aß, ging es nicht allein darum, dass sie sich belohnen wollte. Es ging auch darum, die Persönlichkeitsseite der scheuen, ängstlichen und überforderten Gina in ihr abzuwehren, mit der sie aufgrund ihrer Biografie noch gar keinen Umgang hatte. Da sie sich bis dahin nicht um diese Kleine in ihr kümmern konnte, übernahm ersatzweise das Essen diese Aufgabe.

Wollte Gina vom allabendlichen emotionalen Essen lassen, benötigte sie die Fähigkeit, mit diesem scheuen, ängstlichen und überforderten Mädchen in Kontakt treten zu können. Erst wenn sich diese Kompetenz in ihr Schritt für Schritt entwickelte – und dieser Prozess brauchte Zeit –, konnte diese Persönlichkeitsseite ein Entrée in Ginas Leben finden und musste fortan nicht mehr »weggegessen« werden. Diese Fähigkeit zu entwickeln hatte nichts mit einem weiteren To-do zu tun. Es ging nicht darum, dass Gina etwas mit diesem kleinen Mädchen in ihr machen sollte, sondern vielmehr darum, dass sie mit ihr sein konnte. Ich schlug Gina vor, beim nächsten Abend auf dem Sofa, wenn sie aß und Fernsehen schaute, ein Symbol für diese Kleine dabeizuhaben und zu schauen, was sich für sie stimmig anfühlte, um in dem Moment Kontakt zu ihr aufzunehmen. Erst als nicht nur das Essen, das überforderte Mädchen und der Antreiber allabendlich im Raum waren – also alle Aspekte aus ihrer Vergangenheit –, sondern auch sie als Erwachsene (der neue Aspekt aus der Gegenwart), konnte sich die festgefahrene Situation ihrer Biografie verändern.

Bis dahin meinte Gina, ihr Problem – die Erschöpfung – sei schlecht, und sie müsse es lösen, um endlich normal zu sein. Durch die Begegnung mit der darunterliegenden Dynamik konnte sie die Erfahrung machen, dass das Problem ihr die Chance gab, eine innere Kompetenz zu entwickeln, um innerlich heilen zu können.

Wenn etwas nicht so ist, wie wir meinen, dass es sein sollte, versuchen wir es in der Regel umgehend zu beseitigen. So greifen wir bei Kopfschmerzen schnell zur Tablette, bei Nackenverspannungen kleben wir uns ein Wärmepflaster auf die Stelle, wenn wir uns erschöpft fühlen, trinken wir Kaffee usw. Es geht nicht darum, das alles nicht zu tun, sondern darum, eine bewusstere Wahlmöglichkeit zu bekommen, mit Schwierigkeiten umzugehen. Erst dadurch können wir freier entscheiden, ob wir in einer bestimmten Situation beispielsweise eine Kopfschmerztablette nehmen oder den Schmerz erkunden möchten. Beide Ausrichtungen können, je nach Situation, ihre Berechtigung haben. Wenn wir aber grundsätzlich die Haltung haben, Probleme als Störfelder zu sehen, gibt es für uns immer nur eine Handlungsrichtung. Dadurch wird unser Leben sehr anstrengend. Da wir Menschen uns kontinuierlich im Werden und nicht im Stillstand befinden, ist es ein beschwerlicher Kampf, wenn wir uns durch kontrollierendes Agieren permanent gegen unsere Entwicklung stellen.

> Probleme sind eine Chance zum Wandel, eine Chance, uns innerlich zu weiten.

Ist unsere Denkweise auf das pure Funktionieren ausgerichtet, ist die Störung, die wir durch ein Problem empfinden – wie zum Beispiel das emotionale Essen – keine Einladung, uns innerlich näherzukommen, sondern nur ein nerviges Hindernis, das uns aufzeigt, dass mit uns etwas nicht stimmt.

Der gesellschaftlichen Disziplinierungsgeißel, die uns zur Selbstkontrolle und zum permanenten Funktionieren zwingt, liegt ein falsches und zutiefst negatives Menschenbild zugrunde, nämlich dasjenige, dass der Mensch von Natur aus träge sei.

Dabei brauchen wir uns doch nur kleine Kinder anzuschauen, um zu sehen, dass die Annahme, unsere wahre Natur sei träge, nicht der Wahrheit entspricht. Noch nicht ins Korsett des »Du-musst-dich-im-Griff-haben« geschnürt, zelebrieren diese kleinen Menschen ihre Lebendigkeit in vollen Zügen. Auch in uns schlummert noch diese Quelle. Wir können uns mit ihr rückverbinden.

Wir müssen nur hinschauen.

Die Kinder machen es uns vor.

Dafür kann es hilfreich sein, sich mit zwei Fragen zu beschäftigen:

1. Wie bin ich der geworden, der ich heute bin?

2. Wer bin ich dabei zu werden?

Der ersten Frage auf den Grund zu gehen ist wichtig, weil wir über die Antworten herausfinden können, weshalb ein Problem, wie zum Beispiel das emotionale Essen, in unser Leben kam und wie und wo die damals gebildeten Strukturen heute noch in uns wirken. Daraus folgend können wir erfahren, was es an Nachnährung braucht, um unsere Vergangenheit zu befrieden. Die zweite Frage beschäftigt sich darüber hinaus damit, was sich in uns noch wandeln und entfalten möchte. Wandel bedeutet ja Veränderung, die jedoch bisweilen von Ängsten begleitet wird, die unserer Biografie entstammen. Insofern bedeutet Wandel zwangsläufig ein fortwährendes Ineinandergreifen von Vergangenheit und Zukunft.

Indem wir uns die beiden oben genannten Fragen immer wieder mal stellen, können wir unsere Zukunft und unsere Vergangenheit mithilfe unserer Gegenwart zusammenbringen. Durch die Frage »Wer bin ich dabei zu werden?« können wir darüber hinaus innere Richtungsimpulse leichter wahrnehmen und somit ein aufkommendes Problem frühzeitiger erkennen. So erhalten wir einen größeren Handlungsspielraum.

Um erfahrbar zu machen, was ich mit dem Ineinandergreifen von Vergangenheit und Zukunft konkret meine, liebe Frau Merz, möchte ich Sie gern zu einer kleinen Übung einladen.

Die Übung umfasst zehn Schritte:

1. Nehmen Sie sich einen Moment Zeit, schließen Sie Ihre Augen und erinnern Sie sich an ein bestimmtes Problem, das in Ihrem Alltag wiederkehrend auftaucht.

2. Lassen Sie dann vor Ihrem geistigen Auge wie in einem Film Situationen aufkommen, in denen das Problem in den letzten Tagen, Wochen oder Monaten aufgetreten ist. Das heißt: Sie sehen sich selbst, wie Sie in den verschiedenen Problemsituationen agieren.

3. Gibt es Ähnlichkeiten zwischen den Situationen?

4. Können Sie aus dieser beobachtenden Perspektive erkennen, was sich in Ihnen als Impuls entfalten möchte? Wo und wie sagen Sie immer wieder »Nein!« zu diesem Impuls?

5. Wenn Sie nun Ihr »Nein!« genauer betrachten: Wovor hat die »Nein« sagende Seite in Ihnen Angst? Was ist Ihre Befürchtung?

6. Wie beeinflusst dieses »Nein« Ihr Leben?

7. Stellen Sie sich bitte nun für einen Moment vor, dass sich das, was sich entfalten möchte, ungehindert entfalten könnte. Zu was für einer Person würden Sie dann werden? Was denken

Sie als diese Person, was fühlen Sie, was tun Sie, was können Sie?

8. *Was könnten oder wollten Sie als diese Person in Situationen nicht mehr?*

9. *Wenn Sie nun abschließend noch einmal auf diese zukünftige Version Ihrer selbst schauen: Welchen Seiten in Ihnen macht diese Entwicklung Angst? Und warum macht Ihnen das Angst?*

10. *Holen Sie nun bitte ein paar Mal tief Luft, strecken Sie sich, öffnen Sie Ihre Augen und orientieren Sie sich wieder in dem Raum, in dem Sie sich befinden.*

Mithilfe dieser Übung können Sie den lebendigen Wandlungsimpuls in sich erforschen und gleichzeitig erkennen, wo Ängste aus Ihrer Vergangenheit ihm noch entgegenstehen. Die ängstlichen Seiten in uns, die in der Regel jüngere Persönlichkeitsanteile sind, brauchen unseren liebevollen Beistand als gegenwärtige Erwachsene, damit auch sie sich, aus der Vergangenheit kommend, in die Zukunft hinein wandeln können – so, wie ich es mit dem Beispiel von Gina kurz beschrieben habe. Wenn das, was sich in uns entfalten möchte, nicht mehr unbewusst abgewehrt werden muss, steht uns in unserem Leben sehr viel mehr Kraft zur Verfügung.

Ich hoffe sehr, liebe Frau Merz, Ihnen mit meiner Antwort geholfen zu haben, damit Sie Problemen und damit hoffentlich auch sich selbst in einem anderen Licht begegnen können.

Von Herzen alles Gute wüscht Ihnen

Ihre
Maria Sanchez

Mein Mann verlässt mich, wenn ich nicht abnehme

Die unbewusste Macht-Ohnmacht-Dynamik

Manche Menschen glauben, den Wünschen ihres Partners entsprechen zu müssen und geraten dadurch unter extremen Druck. Die E-Mail von Wiebke Bode veranschaulicht dies sehr eindrücklich.

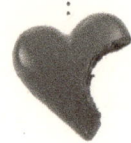

Liebe Frau Sanchez,

ich versuche schon seit so vielen Jahren abzunehmen, aber wenn es mir tatsächlich mal gelingt, dann nur für kurze Zeit. Es ist genau richtig, was Sie sagen: Diese schnellen Abnehmlösungen bringen überhaupt nichts, und ich will auch nicht mehr! Dennoch stehe ich vor dem Problem, schnell abnehmen zu müssen, weil mein Mann mir immer wieder androht, mich sonst zu verlassen. Ich bin sehr verzweifelt und möchte ihn nicht verlieren. Können Sie mir bitte helfen?

Wiebke Bode

Liebe Frau Bode,

es muss schrecklich für Sie sein zu glauben, abnehmen zu müssen, um nicht verlassen zu werden. Wenn Ihr Mann androht, sich wegen Ihres Körpergewichts von Ihnen zu trennen, entfaltet er damit eine Macht-Ohnmacht-Dynamik. Die Forderung ist klar und dominant: »Wenn du nicht bist, wie ich dich haben will, dann gehe ich weg.« Und Sie glauben, sich diesem Diktat beugen zu müssen. Doch selbst wenn Sie seine Forderung erfüllten, würde sich die Lage dadurch für Sie vermutlich nicht wirklich entspannen. Denn zu wissen, dass er Sie verlassen würde, sobald Sie Ihre schlankere Figur nicht mehr halten können, würde Sie vermutlich erheblich unter Stress setzen. Und der bliebe nicht ohne Folgen.

Manchmal wahren wir unsere Würde durch einen unbewussten Boykott.

Bei vielen Menschen, mit denen ich arbeite und die in einer ähnlichen Situation sind oder waren, bestand ein unbewusster Grund dafür, die partnerschaftliche Forderung abzunehmen, nicht einzuhalten darin, die eigene Würde vor dem Machtgriff des Anderen zu wahren.

Dabei spielt es keine Rolle, ob wir selbst vielleicht ebenfalls den Wunsch haben abzunehmen. Das Entscheidende ist, dass in diesem Fall die Liebe an Bedingungen geknüpft wird und etwas in uns verständlicherweise sagt: »Nein, da mache ich nicht mit! So nicht!«

Es kann sogar sein, dass unser Partner diese machtvolle Position gar nicht bewusst besetzen möchte. Aber in dem Moment, in dem wir versuchen, seiner Forderung zu entsprechen, um nicht verlassen zu werden, ordnen wir uns ihm unter und drängen ihn oder sie dadurch in diese machtvolle Position hinein.

Nun könnte man natürlich sagen: Es muss doch in einer Bezie-

hung möglich sein, offen zu sagen, was man mag und was nicht, was man anziehend findet oder nicht. Selbstverständlich hat jeder das Recht, dies zu tun. Aber wenn wir auf unser Recht pochen, was haben wir dann davon?

Man wird doch wohl noch sagen dürfen… Man darf, aber führt es weiter?

Ein Mensch, den ich sehr schätze, hat mir einmal gesagt: »Wer in einer Beziehung recht haben will, der hat letztlich verloren!« Das ist, wie ich finde, ein sehr wahrer Satz.

Wenn ein Partner sich etwas Bestimmtes wünscht und der andere es nicht erfüllen kann, gibt es dann nicht ein Interesse, die Seelenlandschaft des jeweils anderen kennenzulernen? Möchte ich meinem Mann oder meiner Frau dann nicht näherkommen und herausfinden, was genau los ist?

Wenn man diese Frage bejaht, dann müsste es natürlich in beide Richtungen gelten. An Sie gerichtet, liebe Frau Bode, würde dies bedeuten: Haben Sie ein Interesse daran herauszufinden, was in Ihrem Mann vorgeht, wenn er Sie mit seiner Forderung und Drohung konfrontiert und wie es ihm ergeht, wenn sein Wunsch nicht erfüllt wird? Und hat Ihr Mann ein Interesse daran zu erfahren, wie Sie sich mit seiner Drohung, Sie zu verlassen, fühlen? Hat er ein Interesse daran herauszufinden, warum Sie ein Essproblem haben?

Reden hilft! Wenn man sich auf der richtigen Ebene begegnet.

Wenn Sie einfach nur versuchen, seiner Forderung zu entsprechen, dann handeln Sie aus einer Angst heraus, und als emotionale Esserin ist die Gefahr für Sie sehr groß, dass Sie als Folge dessen vermehrt einen Essdruck verspüren werden. In Ihrer Mail haben Sie dazu geschrieben, dass die Forderung Ihres Mannes in Ihrer Beziehung schon längere Zeit im Raum steht, Sie der Forderung jedoch nicht nachkommen können.

Ich glaube, innerhalb dieses Angstmusters wird es keine Lösung geben können. Deshalb würde ich Ihnen empfehlen, aus dieser Dynamik auszusteigen, indem Sie mit Ihrem Mann über das reden, was in Ihnen vorgeht, wenn Sie seine Forderung hören – zum Beispiel dass Sie Angst bekommen. Es geht nicht darum, dass er Ihnen Ihre Angst nehmen soll. Das kann er nicht, denn sie gehört zu Ihnen.

Eine liebevollere Beziehungsebene könnte hergestellt werden, wenn Ihr Mann und Sie den Fokus darauf legen würden, sich auf der Gefühlsebene zu begegnen, statt auf der Erwartungs- und Entsprechungsebene.

Mein Vorschlag wäre deshalb, ein gemeinsames Gespräch zu suchen, in dem Sie beide nicht Ihre Gewichtsabnahme zum Hauptthema machen, sondern das Augenmerk eher darauf legen, was innerlich bei diesem Thema in Ihnen vorgeht.

Legen Sie während des Gesprächs unbedingt Pausen ein, um wahrnehmen zu können, wie Sie sich dabei fühlen. Ohne diese Pausen droht ein solches Gespräch allzu schnell in die bekannten, alten Kommunikationsmuster zu gleiten. Die Folge wäre vermutlich Streit.

Ich möchte Sie ermutigen, liebe Frau Bode, sich diesen neuen Schritt des Miteinander-in-Kontakt-Tretens zu erlauben, statt der Angst, verlassen zu werden, nachzugeben und sich in einen erneuten Abnehmk(r)ampf zu begeben. Wie Sie selbst geschrieben haben, hat dies bisher nicht zum Erfolg geführt. Was sollte also dieses Mal auf dem bereits bekannten Weg anders sein? Vielleicht ist die Zeit reif, etwas Neues zu wagen.

Sollte ein solches Gespräch nicht fruchten, möchte ich Ihnen sehr ans Herz legen, sich als Paar unbedingt Hilfe zu suchen. Manchmal sind die Kommunikationsmuster bereits so stark eingefahren, dass es einer Unterstützung von außen bedarf.

Ich wünsche Ihnen sehr, liebe Frau Bode, dass Ihre Beziehung aus der Macht-Ohnmacht-Dynamik zu lösen ist und Ihr Mann und Sie sich neu begegnen können!

Herzlichst
Ihre
Maria Sanchez

Unsere Tochter träumt zu viel
Tagträume als Selbsthilfemaßnahme

Wenn unsere Kinder Verhaltensweisen zeigen, die mit unserer Vorstellung von dem, wie sie sein sollten, kollidieren, ist es nicht leicht, damit umzugehen. Die Hörerin Susanne Frigge schrieb mir dazu folgende Mail:

Liebe Frau Sanchez,

ich habe eine Frage zu meiner achtjährigen Tochter und hoffe, Sie können mir helfen. Ich weiß nicht, was ich machen soll, denn sie träumt so viel. Jede Ermahnung von mir oder meinem Mann bleibt fruchtlos. Vor ein paar Tagen hat uns ihre Klassenlehrerin angesprochen, weil sie auch in der Schule viel träumt. Hinzu kommt, dass sie seit einem halben Jahr beginnt, stetig zuzunehmen. Nun mache ich mir Vorwürfe, ob es vielleicht damit zusammenhängen könnte, dass wir wegen ihres Träumens so viel mit ihr schimpfen.
Haben Sie eine Idee, was wir tun können?

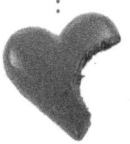

Mit herzlichen Grüßen
Susanne Frigge

Liebe Frau Frigge,

beim Lesen Ihrer Mail ist spürbar, wie groß Ihre Sorge ist, dass das Tagträumen Ihrer Tochter ihr schaden könnte. Wenn Ihre Tochter viel träumt, scheint es in diesen Träumen etwas zu geben, was für sie eine wichtige Bedeutung hat – sonst würde sie es nicht tun.

Wenn Sie ihre Tagträume für einen Moment nicht als etwas sehen würden, das verkehrt oder unpassend ist und deshalb verschwinden sollte, sondern wenn Sie davon ausgingen, dass das Träumen für Ihre Tochter etwas sehr Sinnvolles wäre, was für Fragen könnte man ihr dann stellen, um mehr über diese sinnvolle Tätigkeit erfahren zu können?

Mich würde zum Beispiel interessieren, wovon sie träumt? Gibt es vielleicht bestimmte Themen, die in ihren Träumen immer wiederkehren? Oder gibt es bestimmte Menschen, Tiere, Figuren, die immer wieder in ihren Träumen vorkommen?

Mich würde auch interessieren, wie sie träumt? Also ob sie im Traum in bestimmte Rollen schlüpft oder ob sie eher in der beobachtenden Position bleibt?

Wenn es gelänge, eine Atmosphäre zu schaffen, in der die Träume Ihrer Tochter erlaubt wären und sie Ihnen ein bisschen von Ihrer Traumwelt zeigen könnte, dann könnten Sie Ihre Tochter umfassender und tiefer kennenlernen. Es könnte zum Beispiel sein, dass ihre Tochter in ihren Tagträumen versucht, mit einem bestimmten Druck, der ihr im Alltag zu schaffen macht, umzugehen – beispielsweise indem sie in ihren Träumen bestimmte Dinge tut, um diesem Druck zu begegnen.

Eine Verabredung zum Tagträumen kann für unseren Alltag sehr hilfreich sein.

Ich würde Ihnen empfehlen, den Tagträumen Ihrer Tochter wert-

schätzend zu begegnen. Hilfreich dafür könnte sein – sofern es Ihre Tochter wünscht –, eine Zeit am Tag festzulegen, in der sie ihre Träume mit Ihnen teilen kann. Wie ein kleines Ritual.

Innerhalb eines solchen Rituals könnte es auch interessant sein, dass sie beide vielleicht gemeinsam eine Geschichte träumen. Dann könnten Sie bestimmte Situationen einbringen, zum Beispiel die Schulsituation. So eine Geschichte könnte dann beginnen mit: »Es war einmal ein Mädchen, dass saß in der Schule und bekam vieles gar nicht mit, weil sie mit den Gedanken woanders war …« Wie geht diese Geschichte dann weiter? Welche Fragen könnten Sie als interessierte Zuhörerin dann weiter stellen? Eine Frage könnte beispielsweise sein: »Was ist mit der Schule, dass das Mädchen mit seinem Gedanken dort nicht bleiben kann oder mag?« Auch ihre Gewichtszunahme könnten sie so ins Spiel bringen. Schauen Sie einfach, was für sie beide möglich ist und sich stimmig anfühlt. Das »erlaubte« Träumen könnte so in ihrem Alltag helfen.

Sie schreiben, dass Sie befürchten, dass die Gewichtszunahme Ihrer Tochter mit den Ermahnungen im Hinblick auf ihr Träumen zu tun haben könnte. Ich kenne Ihre familiäre Situation und das Leben Ihrer Tochter zu wenig, um hierzu eine Einschätzung geben zu können. Dafür ist das Essproblem zu vielschichtig.

Gemeinsam träumen, um zu sehen, was wirklich ist.

Was ich jedoch sagen kann, ist, dass es sehr wichtig ist, die Bewältigungsmaßnahmen unserer Kinder zu würdigen und zu respektieren. Sonst besteht die Gefahr, dass Ihre Tochter etwas sehr Intimes und für sie Wichtiges – wie das Träumen – als »nicht in Ordnung« einstuft. Und das wiederum könnte ihr große Probleme bereiten.

Kann sie aber erleben, dass ihr Träumen und ihr Alltag Hand in Hand gehen dürfen, könnte dies für Ihre Tochter – und vielleicht

nicht nur für sie, sondern für die ganze Familie – eine sehr berei-
chernde Erfahrung sein.

Ich wünsche Ihnen mit ihrer Tochter einende Momente im Land
der Träume!

Ihre
Maria Sanchez

Schlusswort

Ich hoffe sehr, liebe Leserin und lieber Leser, dass Ihnen dieses Buch helfen konnte, Sie näher an die Wurzeln Ihres Essproblems heranzuführen. Wenn wir den Mut finden, nicht in Härte und Verurteilungen uns selbst gegenüber zu verharren, sondern uns zu erkunden, erfahren wir den atmenden Puls, der seit jeher die stärkste Veränderungskraft in uns Menschen ist: Liebe. Nicht in einer verklärten Form, sondern in all ihren Farben – den helleren *und* den dunkleren. Wenn wir ihrem unermüdlichen Rhythmus prozessorientiert lauschen, trägt sie uns fortwährend in ein authentischeres Leben hinein.

Eine spannende Forschungsreise zu Ihrem inneren Selbst wünscht Ihnen von Herzen

Ihre
Maria Sanchez

Register

Sehnsucht und Hunger
Weitere Unterstützungsangebote

Seminare

In den Sehnsucht-und-Hunger-Seminaren werden die TeilnehmerInnen eingeladen zu erkennen und zu erfahren, wofür das emotionale Essen in ihrem Leben steht. Ziel ist es, in den Seminaren einen Prozess in Gang zu setzen, den die TeilnehmerInnen im Alltag weiterführen können. Eigens entwickelte innere Körperübungen sensibilisieren die TeilnehmerInnen für innere Abläufe und helfen, verborgene Blockaden und Gefühle zu entdecken und aufzulösen. So kann Schritt für Schritt die Kopplung von Essen und Emotionen gelöst werden, wodurch der andauernde Essensdrang nachlässt.

Telefongruppen und Präsenzgruppen

Die Gruppen vertiefen und erweitern die Inhalte des Basis-Seminars und bieten durch regelmäßige Treffen eine kontinuierliche Unterstützungsstruktur für den Alltag.

Online-Community

Durch das Angebot aus angeleiteten Übungen, Webinaren, Telefonberatung, wöchentlichen Hausaufgaben und noch vielem mehr, können sich Betroffene ihre individuelle Hilfe zusammenstellen.

www.sehnsuchtundhunger.de

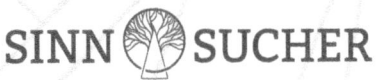

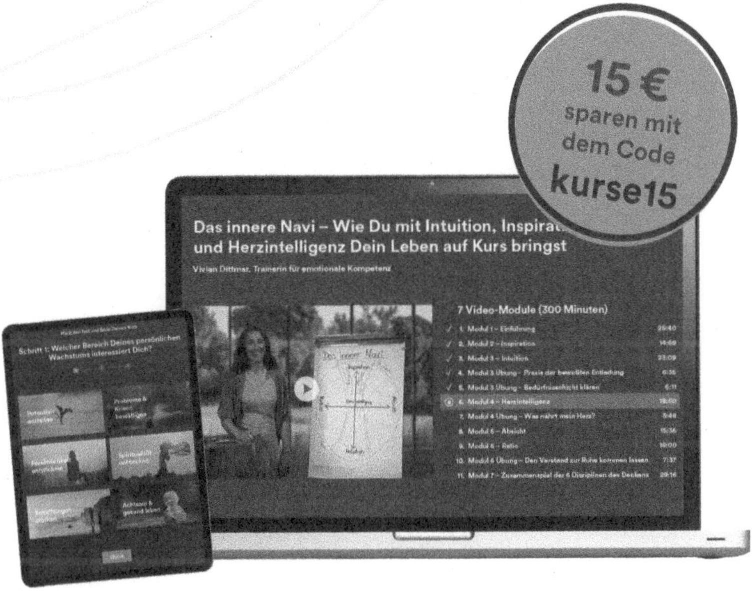